mini yoga
anti-stress

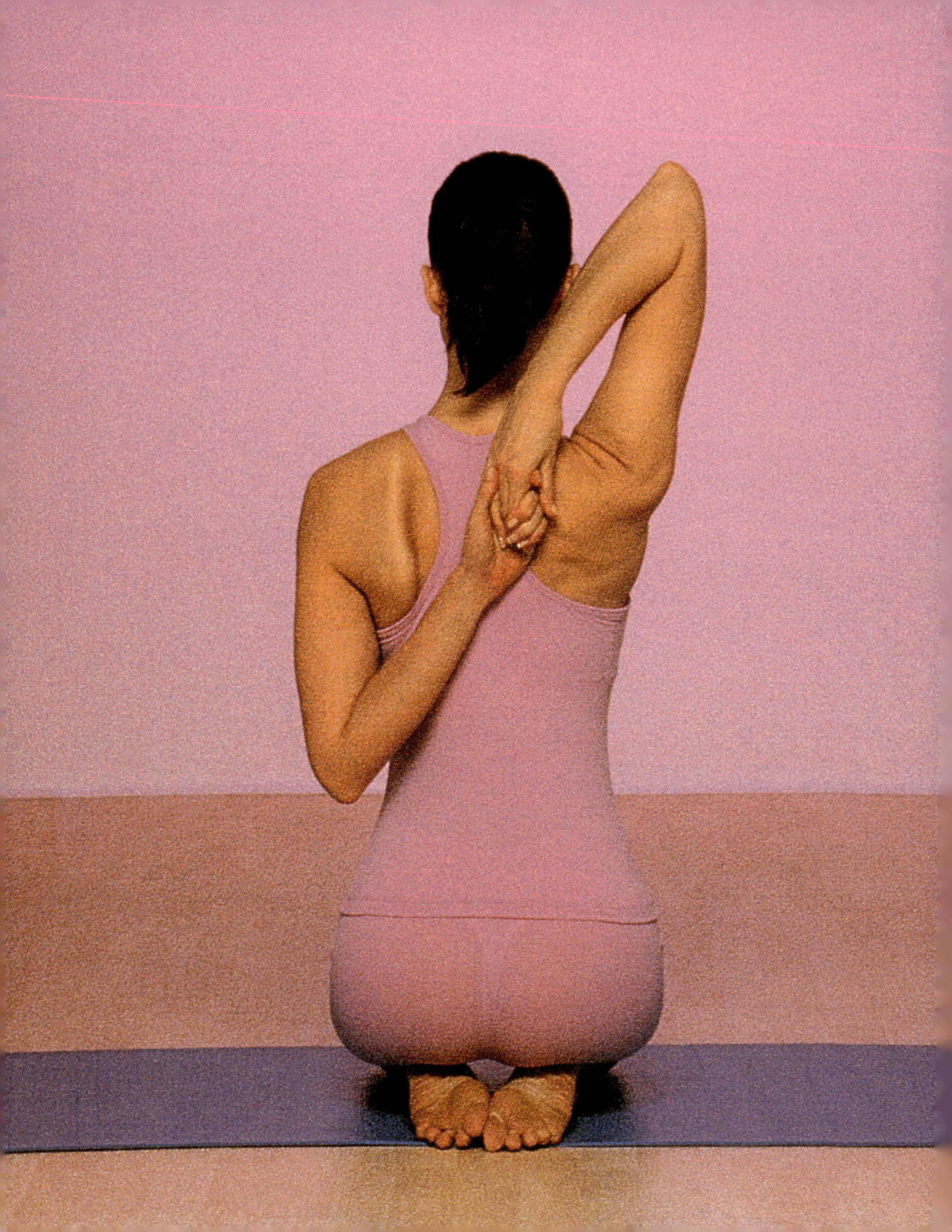

mini yoga anti-stress

Ruth Gilmore

• MARABOUT •

Publié pour la première fois en Grande-Bretagne en 2002 sous le titre original *Relieve Stress* par Dorling Kindersley Limited, 80 Strand, London WC2R ORL

Traduction : Dominique Françoise
avec la collaboration d'Isabelle de Jaham
et de Lydie Raisin
Mise en page : Anne-Marie Le Fur

Imprimé en : Chine par South China Hong-Kong
Dépôt légal : 37932 - mars 2004
Édition : 40-3917.8
ISBN : 250 104 0481

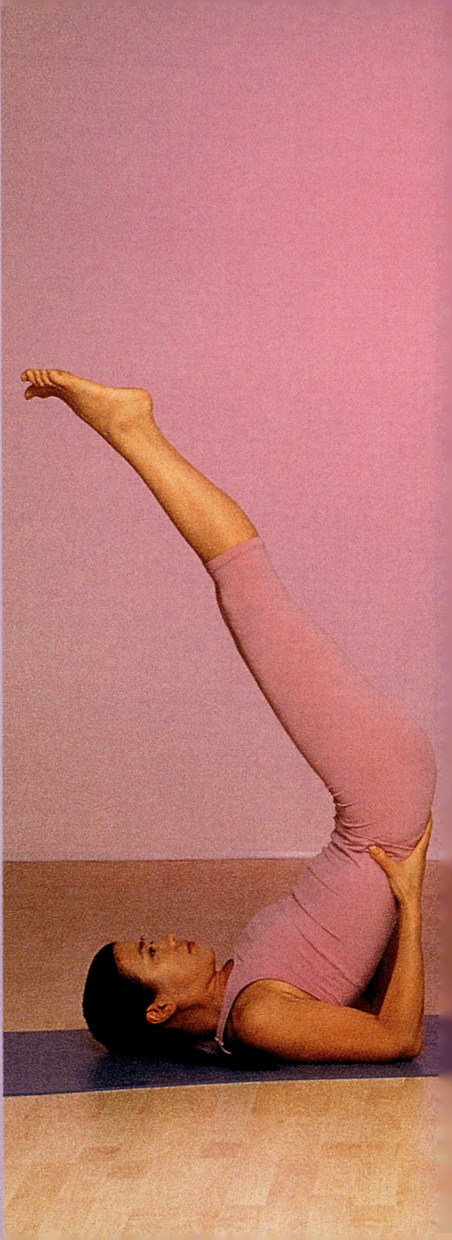

sommaire

introduction 6

partie **1** | les fondements

avant de commencer **16** la concentration **22** généralités sur la respiration **24** la coordination des mouvements et de la respiration **26**

partie **2** | l'union du corps et de l'esprit

l'aigle **40** la vache **42** la flexion avant **44** l'arbre **46** le guerrier – étirement latéral **48** le guerrier – extension en fente pieds fixes **50** le chien tête en bas **52** le cobra **54** la sauterelle **56** le demi-arc **58** l'arc **60** la salutation au soleil **62** le pont **68** les jambes levées et appuyées au mur **70** la demi-chandelle **72** le poisson **74** le lion rugissant **76** le chat **78** le chat en équilibre **80** le lièvre **81** l'enfant **82** la flexion avant en position assise **84** le papillon **86** enchaînement d'étirements en position agenouillée **88** la torsion en position assise **92** la torsion sur une chaise **94** les techniques respiratoires et les *mudrâ* **96** *Jnâna mudrâ* **97** la respiration nasale alternée **98** la respiration sonore **99** la méditation **100** la relaxation **102** la relaxation instantanée **103** la relaxation profonde **104**

partie **3** | les enchaînements

bien préparer sa journée **108** éliminer les tensions musculaires au travail **110** retrouver courage et dynamisme **112** pour résister au stress quotidien **114** un regain d'énergie après le travail **116** recharger ses batteries en fin de journée **118** se relaxer en fin de journée **120** un regain d'énergie pour le week-end **122**

index **126** remerciements **128**

introduction

Les pratiques holistiques du yoga permettent une meilleure connaissance de soi, apaisent l'esprit et favorisent l'équilibre physique et mental indispensable pour gérer et surmonter son stress.

Le corps est une merveilleuse machine capable de s'adapter à différentes conditions de vie : que l'on vive en plaine ou en altitude, à la campagne ou en ville, qu'il fasse un froid glacial ou une canicule. En effet, le corps est constitué de plusieurs millions de cellules formant des organes et des systèmes complexes qui s'organisent les uns par rapport aux autres afin de créer un environnement interne stable.

Tout au long de la vie, le corps réagit en fonction d'un événement et d'une situation donnés. Selon que vous dormez, travaillez ou faites des exercices physiques, le corps modifie le rythme cardiaque, la tension artérielle et la respiration afin de ne pas altérer cette stabilité interne.

Chaque facteur susceptible de perturber cet équilibre est appelé « agent stressant » et la manière dont ce facteur agit sur notre corps porte le nom de « stress ».

CONDITION PHYSIQUE

Si vous ne pouvez pas faire d'efforts physiques ou si vous avez des problèmes de santé, adressez-vous à un médecin ou à un professeur de yoga avant de pratiquer les exercices proposés dans cet ouvrage. Pour les maladies les plus courantes, vous trouverez quelques recommandations à suivre p. 17. Pour certaines postures, sont proposées des variantes adaptées à un problème de santé précis. Les femmes enceintes ou qui viennent d'accoucher doivent se renseigner sur les exercices les mieux appropriés à leur état.

Les facteurs sources de stress sont d'ordre physique – variations climatiques et géographiques, blessures, exercices physiques excessifs et manque de sommeil – ou psychologique – peur, chagrin et anxiété.

Les agents stressants positifs

Les agents stressants n'ont pas tous une influence négative sur le corps. En effet, nous avons besoin d'être stimulés pour rester en bonne santé et dynamiques. Les agents stressants nous apportent l'énergie sans laquelle notre corps et notre esprit sombreraient dans l'apathie et la dépression.

Ces agents décuplent les performances de chacun. La plupart des artistes affirment qu'ils doivent avoir le trac pour donner le meilleur d'eux-mêmes.

Les événements heureux entraînent parfois une augmentation du stress. Des études ont montré que le fait de se marier ou de partir en vacances pouvait être aussi stressant que le fait de perdre son travail ou de déménager.

Dans la vie de chacun, le nombre d'agents stressants doit être ni trop élevé ni trop bas. Il est primordial d'apprendre à gérer son stress et à faire face aux agents stressants qui empoisonnent le quotidien.

Le stress aigu ou chronique

Le stress est aigu ou chronique. Notre organisme est conçu pour faire face à des situations stressantes : un « réflexe de peur, de lutte ou de fuite » est activé. Ce réflexe, produit par les nerfs végétatifs sympathiques, pousse l'organisme à lutter ou à fuir face à un danger.

La respiration et le rythme cardiaque s'accélèrent. Le cœur pompe plus fortement. Le sang repart rapidement vers le cerveau et les muscles au détriment de zones spécifiques comme la peau et le système digestif dont les fonctions peuvent être suspendues en cas d'urgence sans le moindre risque. Les pupilles se dilatent afin de mieux voir et tout l'organisme est en état d'alerte du fait d'une surproduction d'adrénaline, notamment par la glande médullosurrénale qui affecte la sécrétion de nombreuses autres hormones dont le but est d'assurer le bon fonctionnement de l'organisme.

Lorsqu'une situation soumise à un stress aigu est terminée, le « réflexe de peur, de lutte ou de fuite » s'évanouit. L'organisme retrouve assez rapidement son équilibre et des symptômes tels que la fatigue disparaissent.

Être régulièrement exposé à des agents stressants conduit à un stress chronique, le « réflexe de peur, de lutte ou de fuite » ne disparaît jamais totalement et reste sous-jacent. Les taux d'adrénaline dans le sang sont alors plus élevés que la normale. Les sujets sont en permanence « à cran ». Ils gèrent de plus en plus difficilement leur stress et se sentent de plus en plus fatigués.

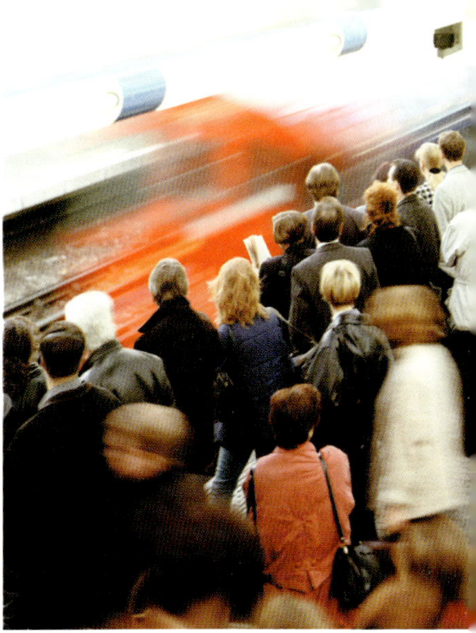

Prendre les transports communs aux heures de pointe cinq jours sur sept augmente le stress physique.

Les agents stressants négatifs

Les agents stressants ont une incidence sur le corps et l'esprit. Notre organisme est soumis au stress si notre environnement est peu stable du fait de grandes variations de température, de taux d'humidité ou si nous vivons en haute altitude. Heureusement, ces facteurs sont rarement réunis et la majorité des gens est généralement confrontée à des agents stressants physiques moins extrêmes comme la pollution de l'air et les toxines. De mauvaises conditions de travail (siège peu confortable et horaires variables) et de transport (trains bondés et horaires non respectés) augmentent le stress.

Les agents stressants affectant le mental sont plus nombreux que ceux ayant une incidence sur le physique. Aujourd'hui, du fait du progrès technique, les hommes connaissent l'évolution la plus rapide de toute l'histoire de l'humanité.

Il est de plus en plus rare d'avoir du temps pour soi et lorsque cela arrive, nombreux sont ceux qui ont du mal à « décompresser ».

Le fait de subir un stress chronique peut, au fil du temps, entraîner une perte de dynamisme et de motivation et l'épuisement progressif des réserves d'énergie.

Cette situation peut être à l'origine de maladies psychologiques telles que la dépression ou l'anxiété. De plus, des taux plus élevés que la normale de certaines hormones comme l'adrénaline ou le cortisol perturbent les fonctions physiologiques ; l'organisme est alors la proie de maladies diverses : hypertension, infections, allergies, dermatites et troubles digestifs, pour ne citer qu'elles.

Les facteurs affectant les différents niveaux de stress

Le mode de vie actuel explique en partie le stress chronique qui frappe de plus en plus de personnes. La plupart des gens sont soit des employés, soit des travailleurs indépendants.

LES SYMPTÔMES D'UN HYPERSTRESS

Un stress trop important s'accompagne de symptômes physiques, mentaux et émotionnels.

- Une tension musculaire dans la nuque et les épaules entraîne des douleurs.
- Une tension musculaire au niveau du cuir chevelu et des mâchoires entraîne maux de tête et douleurs faciales.
- Les battements du cœur s'accélèrent, la respiration devient superficielle.
- Les troubles digestifs se traduisent par des brûlures d'estomac et douleurs intestinales.
- Vous vous sentez surmené et constamment sous pression. Vous êtes toujours fatigué, anxieux, déprimé, inquiet et votre esprit est en perpétuelle ébullition.
- Vous êtes sujet aux insomnies.
- Vous connaissez des moments de panique à l'origine de fortes montées d'adrénaline. Vous avez des troubles de l'appétit, vous augmentez votre consommation de boissons alcoolisées au risque de voir s'installer un état de dépendance.
- La consommation de tabac – que certains considèrent comme un anti-stress – ne fait qu'empirer les choses. Le corps est saturé de toxines. Les poumons et les vaisseaux sanguins sont endommagés.

Les employés sont souvent confrontés à des situations stressantes : obligation de résultats, délais serrés et objectifs commerciaux. Il arrive parfois que leur rémunération consiste en un salaire fixe complété par une prime rétribuant un certain nombre d'heures supplémentaires, ce qui ne fait qu'augmenter leur stress. Les cadres supérieurs sont, quant eux, en permanence sous pression.

De nombreuses personnes, principalement des femmes, doivent remplir des tâches multiples. Elles jonglent en permanence entre leur vie privée et leur vie professionnelle. Elles planifient, définissent des ordres de priorité et sont souvent obligées de mener de front plusieurs choses. Ainsi la plupart des mères de famille ayant une activité professionnelle se sentent-elles constamment épuisées et « sur les nerfs ».

Certaines situations ne font qu'augmenter le stress : deuil, divorce, déménagement, naissance d'un enfant ou changement de travail. Si, par malheur, plusieurs événements se cumulent, l'effet peut être désastreux. La plupart des personnes mènent une vie sédentaire et font peu – ou pas – d'exercice physique soit par choix, soit, le plus souvent, par manque de temps. Or, si le corps n'est pas sollicité régulièrement, il s'affaiblit et perd sa souplesse.

A contrario, trop d'exercices physiques peuvent entraîner un état de stress. En effet, certaines personnes vont au-delà de leurs limites physiques.

Le stress peut être dû à de mauvaises postures debout ou assises. Passer de nombreuses heures assis à son bureau ou au volant de sa voiture ne fait qu'aggraver les choses, tout comme le fait de rester des heures debout derrière un comptoir ou de marcher en portant des paniers ou des cartables très lourds et/ou des jeunes enfants. Tous ces éléments créent des tensions dans la nuque, les épaules et la région lombaire.

L'état psychique et émotionnel peut considérablement augmenter le stress. Lors d'un examen ou d'un entretien professionnel, il se peut que, voulant donner le meilleur de vous-même, vous deveniez hyperstressé.

En outre, certaines maladies, notamment lorsqu'elles sont

accompagnées de douleurs et de malaises chroniques, entraînent une augmentation du stress chez le patient. L'arthrite, l'encéphalomyélite myalgique (ou syndrome de fatigue), la fibromyalgie (fatigue chronique), le syndrome de l'intestin irritable et bien d'autres encore favorisent les états de stress.

Le développement des moyens de communication nous permet de connaître presque instantanément les catastrophes naturelles ou les guerres qui se produisent aux quatre coins de la planète.

Trouver un équilibre

Si vous êtes confronté à une multitude d'agents stressants, examinez votre mode de vie et, si besoin est, modifiez-le. Pour ce faire, vous devez prendre conscience de ce que vous ressentez réellement. En effet, il arrive parfois que le stress masque certaines informations envoyées au cerveau par des milliers de terminaisons nerveuses sensorielles réparties dans tout le corps et, par conséquent, vous empêche de percevoir ce qui vous arrive. Vous ne vous rendez compte de la fatigue qui s'est insidieusement installée que lorsque vous êtes épuisé, et vous ignorez une tension musculaire jusqu'à ce que la douleur soit insupportable.

À ce stade, il est primordial de prendre du recul et de ne pas dépasser les limites sur les plans physique, intellectuel et émotionnel.

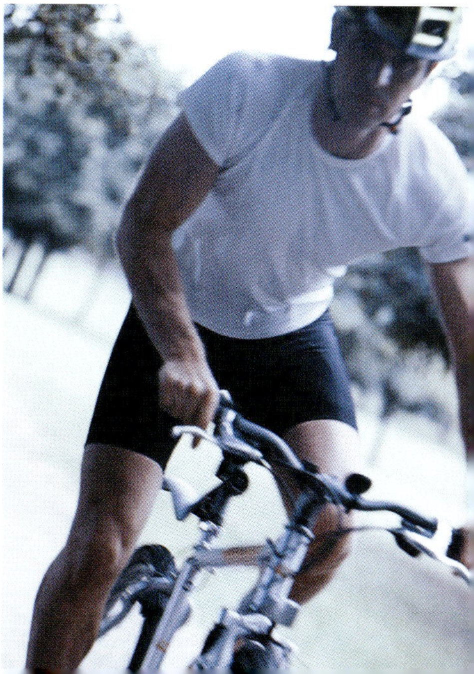

Faire régulièrement du sport, par exemple du vélo, permet de mieux gérer son stress.

Observez votre corps en toute objectivité, prenez conscience de ce que vous ressentez afin de mieux comprendre ce qui se passe en période de stress.

Seule une parfaite connaissance de votre moi profond vous permettra de dépasser et de maîtriser les crises d'angoisse et autres manifestations liées au stress.

Comment la pratique du yoga peut-elle vous aider ?

Le yoga est un mode de vie et une philosophie qui vous permet d'être en harmonie avec vous-même, d'analyser avec objectivité les événements et de savoir précisément ce que vous attendez de la vie. Le yoga agit sur les plans physique, intellectuel et émotionnel.

Les étirements et les *âsana* (postures) libèrent les tensions musculaires, assouplissent les articulations et permettent au corps de rester en bonne santé et les techniques de relaxation éliminent les tensions et apportent un regain d'énergie et de vitalité.

La respiration fait partie intégrante du yoga – le souffle étant considéré comme le lien entre le corps et l'esprit. De simples exercices respiratoires apaisent l'esprit et aident les parties « pensantes » de notre être à se détendre et à se reposer.

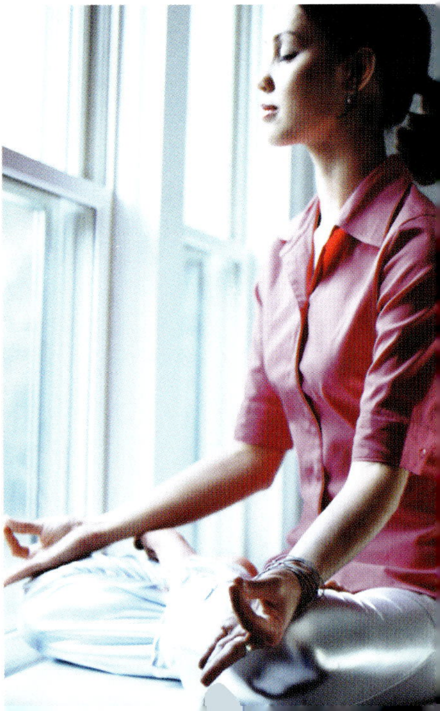

Les exercices respiratoires accompagnés de *mudrâ* (gestes symboliques) favorisent la concentration, apaisent l'esprit et éliminent les tensions dues au stress.

Ces pratiques conduisent le plus souvent à des exercices de méditation qui instaurent une paix intérieure. Cette tranquillité et cet équilibre permettent de gérer les situations les plus stressantes auxquelles chacun d'entre nous est confronté.

À la différence d'autres pratiques, le yoga ne repose pas sur la compétition. Chacun travaille pour soi en fonction de ses capacités. Une pratique régulière mène à la connaissance de soi qui permet à chacun d'évoluer. Contrairement à d'autres méthodes comme la réflexologie et les massages qui, elles aussi, permettent d'évacuer le stress, vous pouvez pratiquer le yoga seul dès que vous en ressentez le besoin.

Lorsque la pratique du yoga fera partie de votre mode de vie, vous noterez des changements dans votre façon d'agir. Par exemple, vous ne serez plus exaspéré par les faits et gestes de vos collègues ou les membres de votre famille, vous garderez votre calme lorsque les événements ne se dérouleront pas comme vous l'espériez et vous vous pencherez sur les problèmes avec objectivité afin de trouver la meilleure solution.

COMMENT UTILISER CET OUVRAGE ?

Ce livre est divisé en trois parties.

Les Fondements vous donne un certain nombre de conseils essentiels pour bien pratiquer le yoga : matériel, étirements et quelques techniques respiratoires.

L'Union du corps et de l'esprit présente différentes postures, techniques respiratoires, exercices de méditation et de relaxation. Travaillez une ou deux postures, puis, lorsque vous les maîtriserez, passez aux suivantes. Regardez attentivement les photographies puis respectez les étapes les unes après les autres. Si vous ne pouvez pas franchir toutes les étapes d'une posture, n'allez pas au-delà de vos limites, mais essayez plutôt la variante lorsque celle-ci est proposée.

Dans la partie **Les Enchaînements** sont associées certaines postures et autres pratiques (respiration, relaxation ou méditation) qui vous permettront de faire face à une situation particulière et de répondre à des besoins spécifiques. Pour réaliser ces enchaînements, vous devez parfaitement maîtriser chacune des postures.

La meilleure façon de pratiquer le yoga est de le faire sous l'égide d'un professeur. C'est pourquoi nous vous recommandons vivement de vous inscrire à un cours.

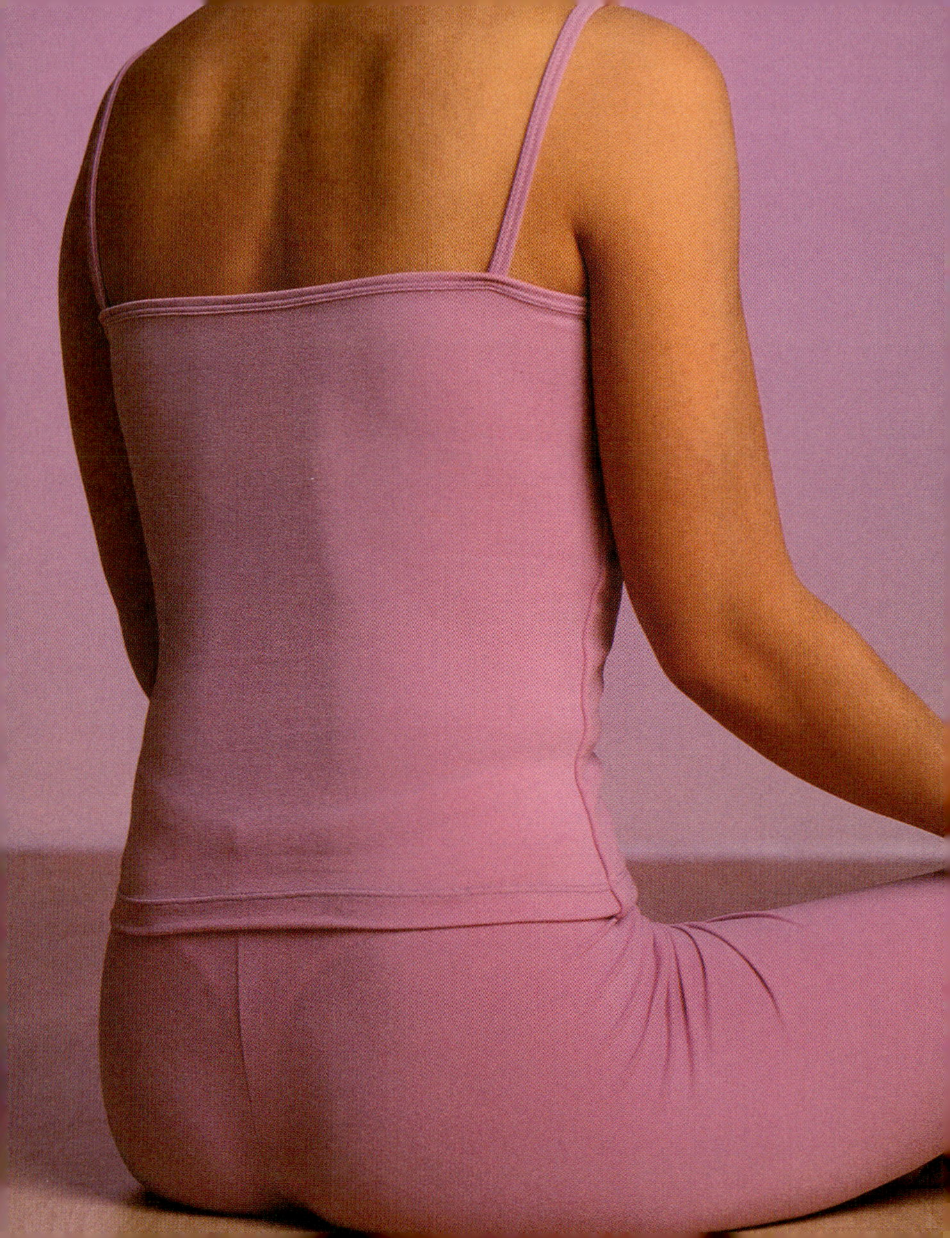

partie 1

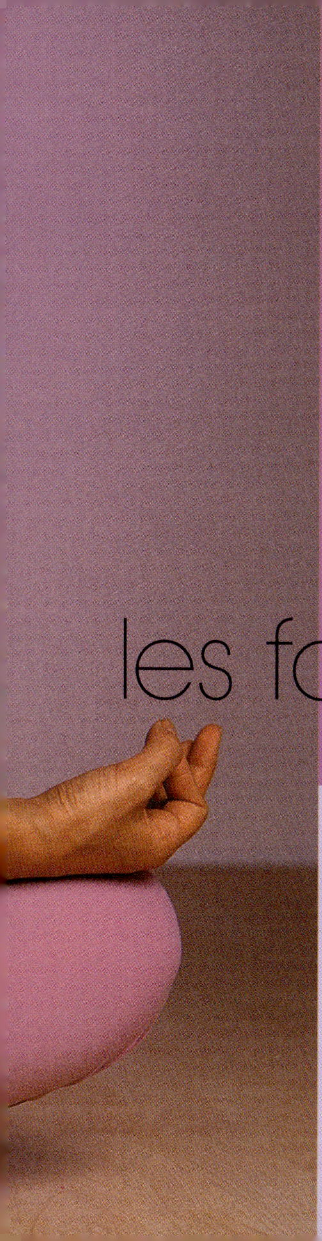

les fondements

Cette partie vous présente les postures de base (debout, assise ou allongée) ainsi que des exercices favorisant la coordination de la respiration et des mouvements, l'assouplissement du corps et la concentration. Le souffle apparaît comme étant le lien entre le corps et l'esprit.

avant de commencer

Le yoga vous apprend à réduire vos activités et à vous laisser aller afin de mieux gérer votre stress. Prenez tout votre temps pour réaliser les postures. Les mouvements doivent être pensés et maîtrisés.

Accordez-vous chaque jour du temps pour vous adonner au yoga. Mieux vaut une séance de quelques minutes chaque jour qu'une séance d'une heure, une ou deux fois par semaine.

Pratiquez l'estomac vide, soit trois heures après un repas copieux, deux heures après un repas léger et une heure après un en-cas. Portez des vêtements amples. Ayez à portée de la main un tapis antidérapant et installez-vous dans un endroit suffisamment spacieux pour faire les étirements.

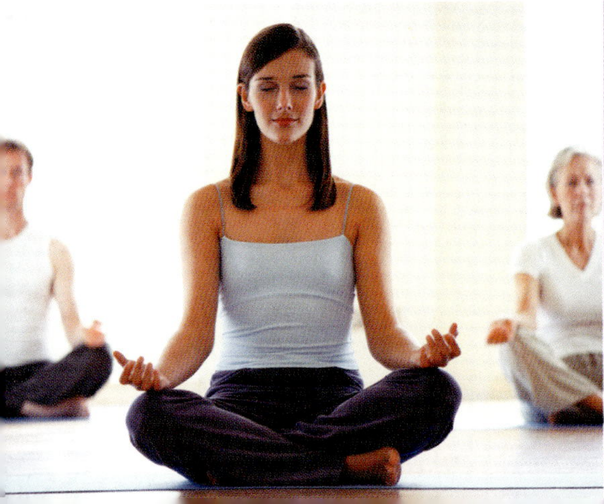

S'INSCRIRE À UN COURS DE YOGA

Pour parvenir à gérer votre stress, la meilleure solution est de suivre régulièrement les cours dispensés par un professeur de yoga expérimenté. Vous y apprendrez à développer vos aptitudes physiques et aussi à vous détendre et à éliminer les tensions afin de réduire votre stress.

Ne « martyrisez » pas votre corps, mais respectez ses limites. Ne travaillez jamais dans la douleur car vous n'atteindrez pas le but recherché. Les courbatures ressenties après les premières séances disparaîtront avec le temps.

Ce que peut vous apporter un professeur

Il est plus facile d'apprendre à gérer son stress en suivant régulièrement des cours de yoga. Renseignez-vous sur les cours proposés dans votre région afin de trouver celui qui répondra le mieux à vos besoins. Certains cours mettent l'accent sur les mouvements et les postures, alors que d'autres sont plus tournés vers la méditation.

Dans la mesure où il est difficile d'évaluer les compétences d'un professeur, il est recommandé de commencer par des cours individuels avec un thérapeute spécialisé dans le yoga, puis de rejoindre un cours collectif. Si, parallèlement, vous voulez faire des exercices chez vous, demandez conseil à votre professeur.

TENIR COMPTE DE SA CONDITION PHYSIQUE

- Si vous souffrez d'hypertension, si vous avez des problèmes cardiaques, un glaucome ou un décollement de rétine, ne penchez jamais la tête plus bas que le niveau du cœur.
- Si votre tension artérielle est élevée ou si vous avez des problèmes cardiaques, ne gardez pas une posture debout ou complexe trop longtemps. Si vous souffrez d'hypertension, ne gardez pas les bras levés au-dessus de la tête trop longtemps.
- Si vous souffrez d'hypotension, relevez-vous lentement après une posture inversée.
- Si vous avez des problèmes de dos ou une sciatique, évitez les flexions et les torsions. Lorsque vous vous penchez en avant, gardez les genoux fléchis.
- Si vous avez une hernie ou si vous venez de subir une intervention chirurgicale de l'abdomen, ne sollicitez pas cette partie du corps.
- Si vous souffrez d'arthrite, ne sollicitez pas vos articulations.
- Si vous souffrez d'arthrite ou autres problèmes de nuque, levez, penchez et tournez doucement la tête.
- Les femmes qui ont leurs règles doivent effectuer les mouvements en douceur et éviter les postures inversées et celles qui sollicitent fortement la zone pelvienne.

les postures de base

Les postures de base – debout, assise et allongée – sont capitales dans la mesure où elles vous permettent de développer votre sens de l'équilibre, de découvrir combien il est important d'aligner les différentes parties du corps, de bien respirer et de prendre conscience de la circulation de l'énergie dans tout votre être. Sans la maîtrise de ces postures de base, vous ne pourrez jamais réaliser des postures plus complexes.

La position assise est la plus fréquente pour les exercices de respiration et de méditation. Pour rester concentré, vous devez être confortablement installé afin de ne ressentir aucune douleur.

La position allongée vous aide à prendre conscience de votre corps et de votre respiration, à vous détendre et laisser tout votre être s'imprégner des bienfaits d'une séance.

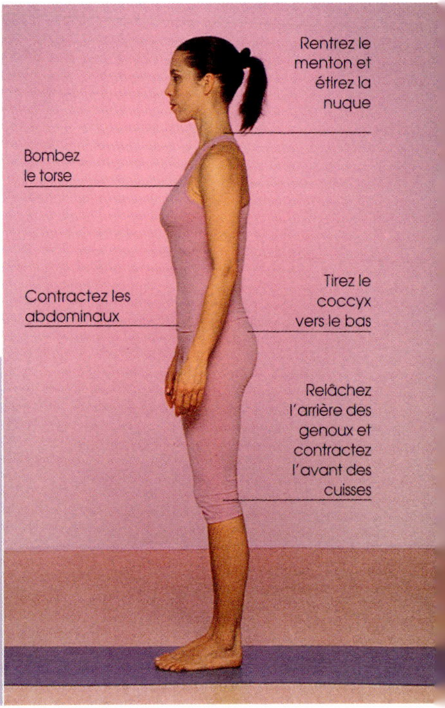

DEBOUT

Vous êtes debout, le dos droit, les pieds parallèles, écartés de la largeur du bassin. Les oreilles, le dessus des épaules, les hanches et les chevilles sont alignés. Enfoncez les pieds dans le sol et grandissez-vous. Projetez la poitrine vers le haut. Le corps est en parfait équilibre. La tête semble suspendue à un fil accroché au plafond. Regardez devant vous et respirez.

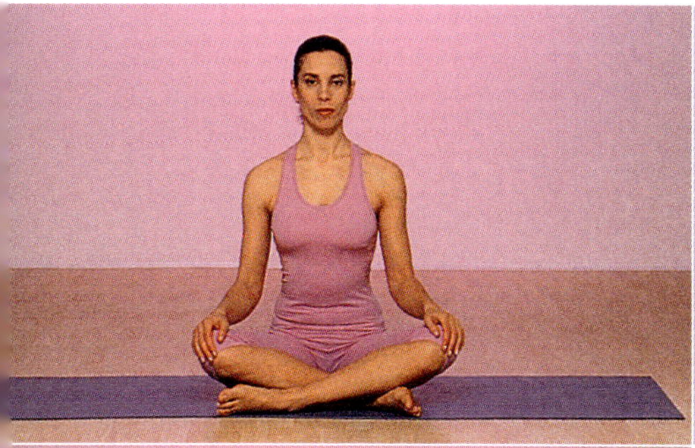

ASSIS EN TAILLEUR

Cette posture est idéale pour les exercices respiratoires. Croisez les jambes et glissez les pieds sous les genoux opposés. Collez les ischions au sol. La colonne vertébrale et la tête sont droites et alignées. Si les genoux sont plus hauts que les hanches, asseyez-vous sur un coussin.

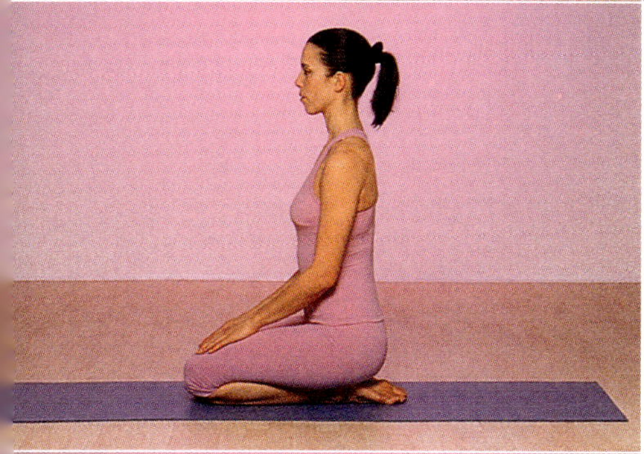

AGENOUILLÉ

S'il vous est difficile de rester assis en tailleur, asseyez-vous sur les talons, le haut des cuisses dirigé vers le plafond. Pour plus de confort, écartez les genoux et les pieds et asseyez-vous sur un bloc de mousse. La colonne vertébrale et la tête sont droites et alignées, les épaules et la nuque décontractées.

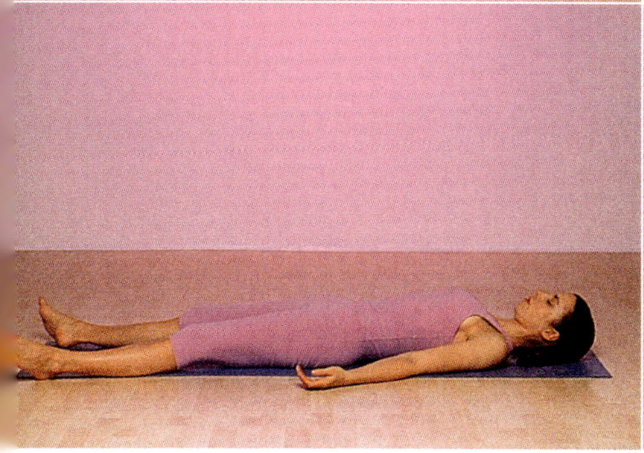

ALLONGÉ SUR LE DOS

Vous êtes allongé sur le dos, les jambes tendues, écartées de la largeur du bassin. Laissez les jambes et les pieds s'affaisser sur le côté. Les bras sont dégagés du torse et les paumes tournées vers le plafond. La nuque est décontractée, la tête est droite et repose au sol.

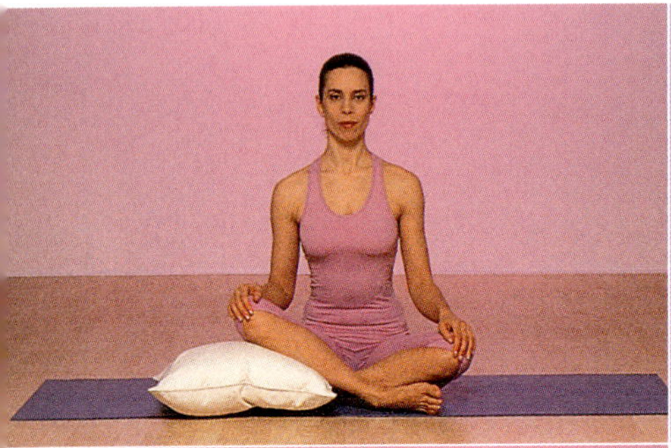

UTILISATION D'UN COUSSIN

Si besoin est, soutenez une partie de votre corps avec un coussin. Ci-contre, un coussin glissé sous la cuisse empêche une tension des muscles à l'intérieur et à l'extérieur de la cuisse et facilite l'ouverture des hanches. Vous pouvez ainsi maintenir la posture plus longtemps sans ressentir la moindre douleur.

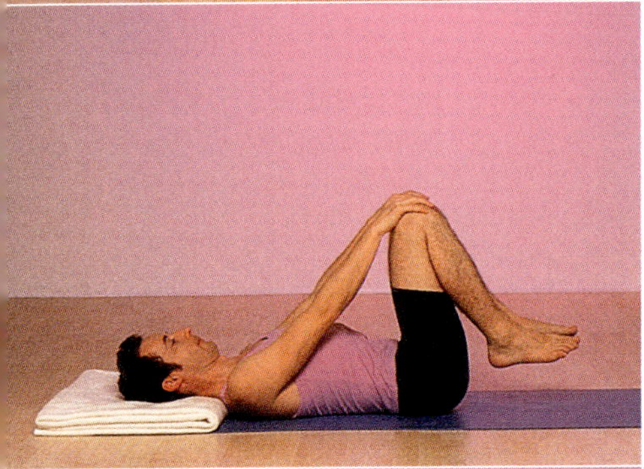

UTILISATION D'UNE COUVERTURE

Lorsque vous êtes allongé sur le dos, la nuque doit être droite et le menton légèrement tiré vers la poitrine. Si vous avez la nuque fragile, glissez une couverture pliée sous la tête et la nuque.

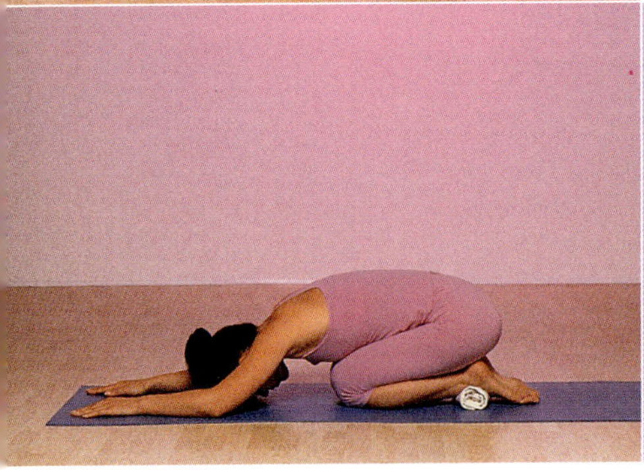

UTILISATION D'UNE SERVIETTE

Si vous manquez de souplesse au niveau des chevilles, roulez une serviette de toilette et posez les chevilles dessus. Dans certains exercices, si vous avez mal aux genoux ou toute autre partie anguleuse du corps, installez-vous sur une serviette de toilette.

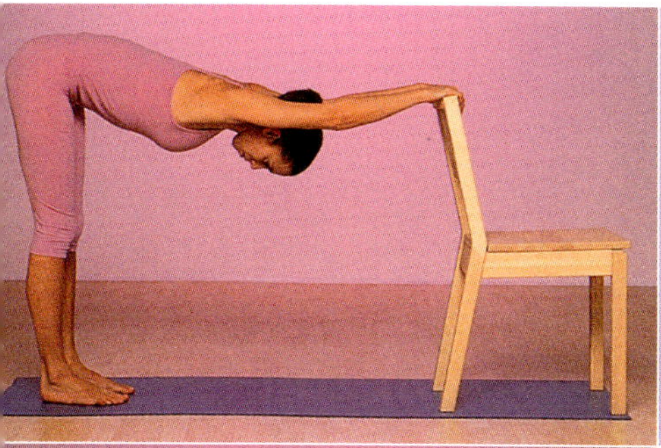

UTILISATION D'UNE CHAISE

Si, pour certaines postures comme la flexion avant, vous manquez de souplesse, utilisez une chaise. Pour les exercices de respiration ou de méditation, asseyez-vous sur une chaise, les plantes de pied au sol et les mains à plat sur les cuisses.

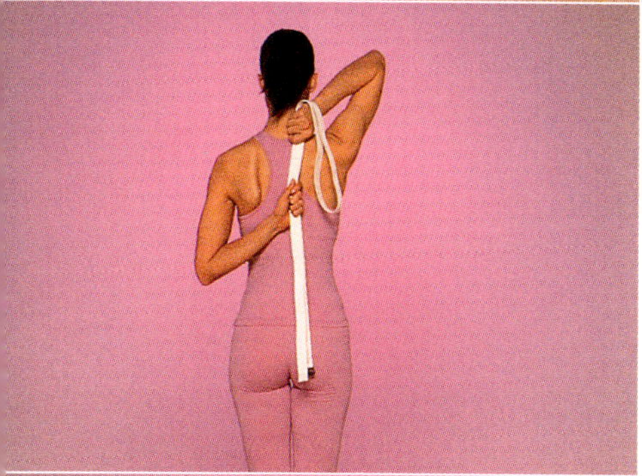

UTILISATION D'UNE CEINTURE

Une ceinture non élastique vous sera souvent utile si vous manquez de souplesse au niveau de la nuque et des épaules. Dans certaines postures, enroulez une ceinture autour du pied afin d'ouvrir la poitrine au maximum, d'étirer la colonne vertébrale et de détendre les épaules.

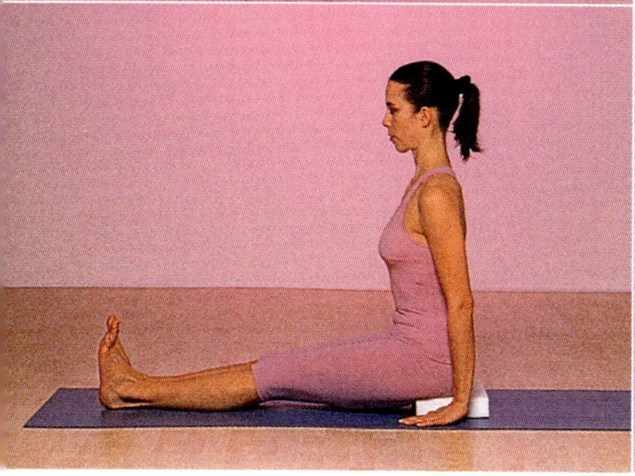

UTILISATION D'UN BLOC DE MOUSSE

Si vous avez du mal à étirer la colonne vertébrale dans les postures assises, asseyez-vous sur un bloc de mousse afin de faciliter l'élévation du bassin. Un annuaire téléphonique ou un petit coussin dur remplaceront sans problème un bloc de mousse.

la concentration

La concentration est un élément primordial dans la pratique du yoga. En étant concentré, vous prenez conscience de votre respiration, votre corps est détendu et votre esprit apaisé.

À chaque instant de la journée, votre attention est happée par les événements ou les personnes autour de vous. Vous pouvez alors ressentir une baisse d'énergie. Vous êtes fatigué et tendu. Les exercices de concentration qui se pratiquent en position debout, assise ou allongée sur le dos, vous aident à retrouver un équilibre et apaisent votre esprit. Installez-vous confortablement dans un endroit où vous ne risquez pas d'être dérangé.

se concentrer

1 Si vous optez pour la position allongée, installez-vous sur le dos et laissez les genoux et les pieds s'affaisser sur le côté. Les bras sont dégagés du torse, la nuque est droite, menton légèrement tiré vers la poitrine. Si vous préférez la position debout ou assise en tailleur, ouvrez la poitrine et veillez à ne ressentir aucune tension dans les épaules.

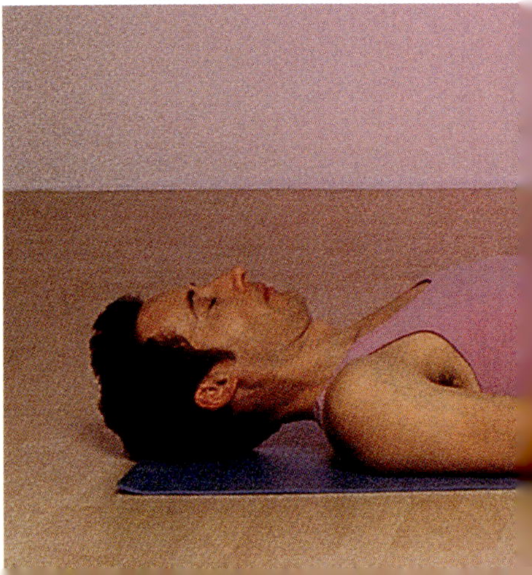

2 Fermez les yeux. La tête, le visage et les mâchoires sont parfaitement détendus. Concentrez-vous sur les différentes parties de votre corps et prenez conscience de votre respiration. Vous sentez votre abdomen se gonfler et redescendre au rythme des inspirations et des expirations.

3 Respirez naturellement sans essayer de contrôler votre souffle. Peu à peu, votre respiration ralentit et devient régulière comme lorsque vous dormez. Prenez conscience de l'air qui pénètre et sort de votre corps.

4 Concentrez-vous sur la respiration et les mouvements du corps aussi longtemps que vous en éprouvez le besoin.

5 Si votre esprit s'égare, essayez de vous concentrer à nouveau sur la respiration. Si vous êtes débutant, cet exercice peut vous sembler difficile. N'essayez pas d'analyser ce qui se passe en vous et ne portez aucun jugement. Contentez-vous de reprendre le plus vite possible conscience des inspirations et des expirations. Au fil des jours, cet exercice vous semblera de plus en plus facile.

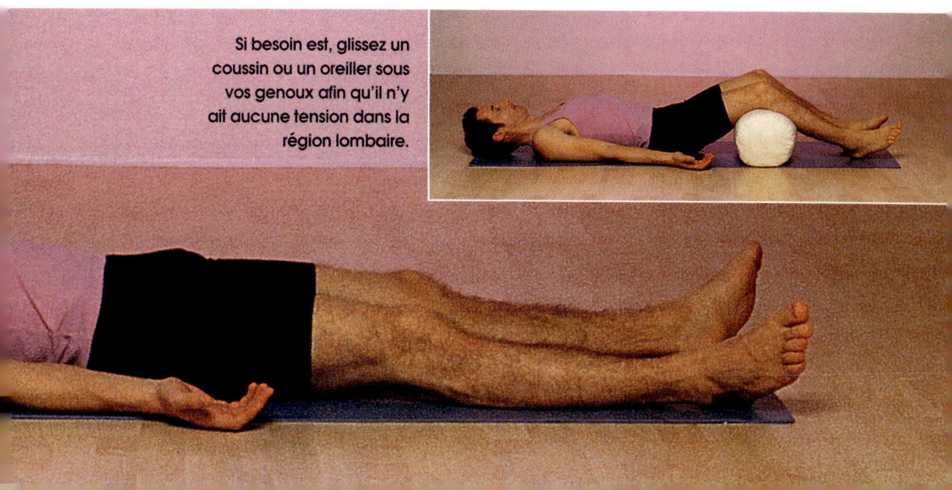

Si besoin est, glissez un coussin ou un oreiller sous vos genoux afin qu'il n'y ait aucune tension dans la région lombaire.

généralités sur la respiration

La respiration varie en fonction de l'état physique, mental et émotionnel dans lequel vous vous trouvez. Maîtriser votre respiration vous permettra de gérer des situations stressantes.

La respiration fournit au corps l'oxygène indispensable pour bouger, penser et éprouver des sentiments et permet le rejet du gaz carbonique. Lorsque les muscles respiratoires situés entre les côtes ou derrière la cage thoracique sont contractés, vous ressentez une douleur dans la poitrine et vous êtes oppressé. Certaines techniques respiratoires éliminent les tensions ressenties dans le haut du corps, y compris dans la nuque et les épaules. En outre, elles vous permettent d'adapter votre respiration en fonction d'une situation donnée.

Le souffle est un lien puissant qui relie le corps et l'esprit. Le contrôle de la respiration – régulière ou saccadée, rapide ou lente, superficielle ou profonde, respiration par la bouche ou respiration nasale alternée – a une influence sur l'état physique, mental et émotionnel de chacun.

Savoir bien respirer

La pratique du yoga fait le plus souvent appel à la respiration par le nez et sollicite fortement le diaphragme. Généralement lente, non saccadée et profonde, la respiration doit accompagner les mouvements : inspiration pour les mouvements d'ouverture, comme les flexions arrière, et expiration pour les mouvements de fermeture, comme les flexions avant.

Les exercices suivants, qui peuvent être pratiqués debout, assis, couché ou agenouillé, vous aideront à prendre conscience du rôle primordial des muscles respiratoires.

la respiration complète, position assise

Cette technique, qui combine la respiration abdominale, thoracique et claviculaire, permet d'acheminer l'énergie vitale dans tout le corps et d'éliminer les tensions. Inspirez et expirez profondément.

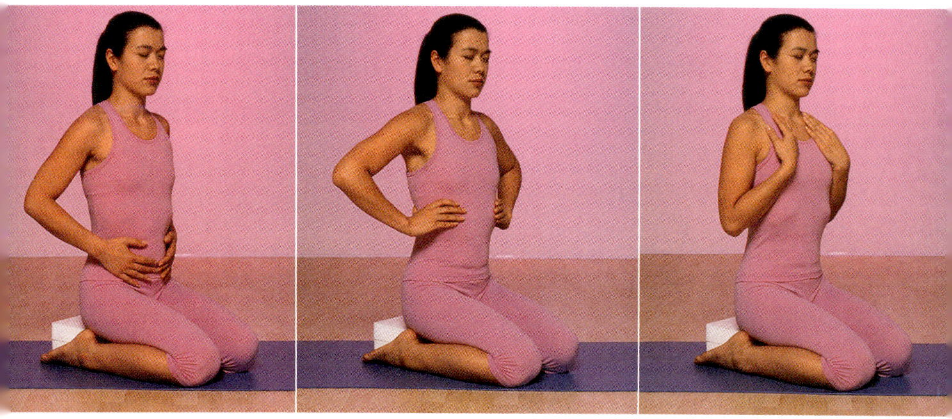

1 Vous êtes assis sur les talons. Les paumes sont à plat sur l'abdomen. Les majeurs se touchent. Inspirez. L'abdomen se gonfle. Les doigts ne se touchent plus. Expirez. L'abdomen redescend et les doigts se touchent à nouveau. Répétez l'exercice six fois de suite.

2 Posez les mains de chaque côté de la cage thoracique. Les pouces sont appuyés sur l'arrière de la cage thoracique et les autres doigts sur le devant. Inspirez. Les côtes ressortent et remontent. Expirez. La cage thoracique redescend. Répétez l'exercice six fois de suite.

3 Posez les doigts sur les clavicules. Inspirez. La partie supérieure de la poitrine se gonfle et les doigts remontent légèrement vers la tête. Expirez. La poitrine et les doigts redescendent. Répétez l'exercice six fois de suite.

la coordination des mouvements et de la respiration

Les exercices suivants visent la coordination de la respiration et des mouvements d'assouplissement des articulations. Chaque mouvement est réalisé sur une inspiration ou une expiration.

étirement des bras en position allongée

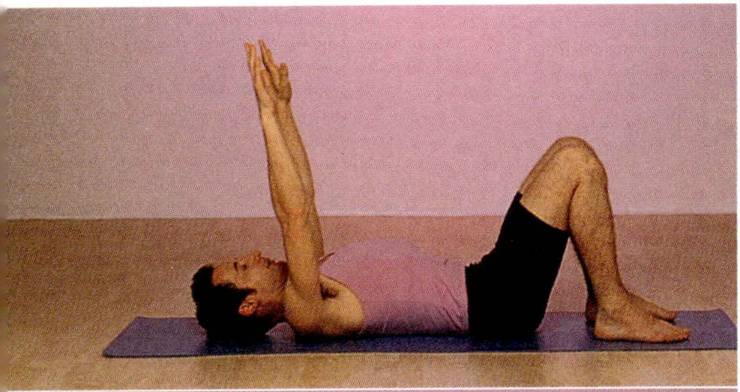

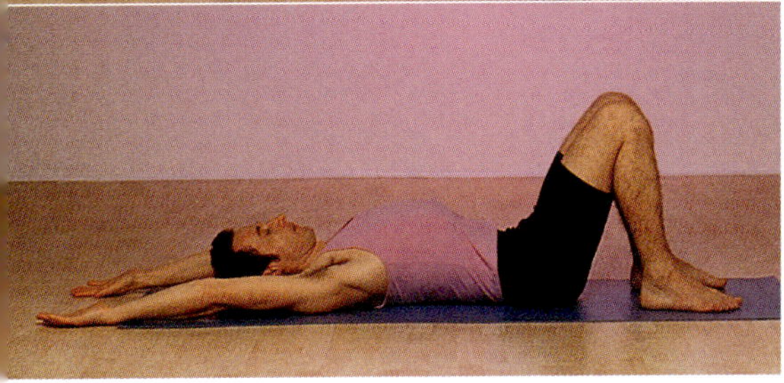

1 Vous êtes allongé sur le dos, les genoux fléchis et les pieds à plat sur le sol. Les genoux et les pieds sont écartés de la largeur du bassin. Les bras sont le long du corps, les mains à plat sur le sol. Inspirez et levez les bras à la verticale, puis posez-les sur le sol derrière la tête.

2 Les coudes sont souples et les épaules détendues. À la fin de l'inspiration, les bras doivent être au sol. Expirez et ramenez lentement les bras en position initiale. Répétez le mouvement six à huit fois de suite.

mouvements des genoux, position allongée

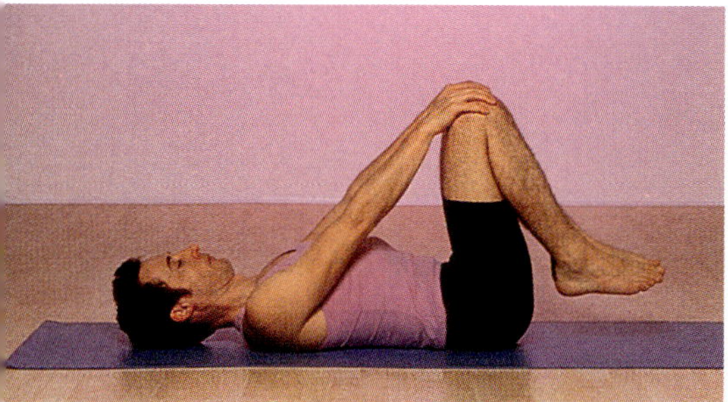

1 Vous êtes allongé sur le dos, genoux fléchis. Décollez les pieds du sol et posez les mains sur les rotules. Les genoux sont serrés, épaules décontractées. Inspirez et éloignez les genoux le plus possible du buste.

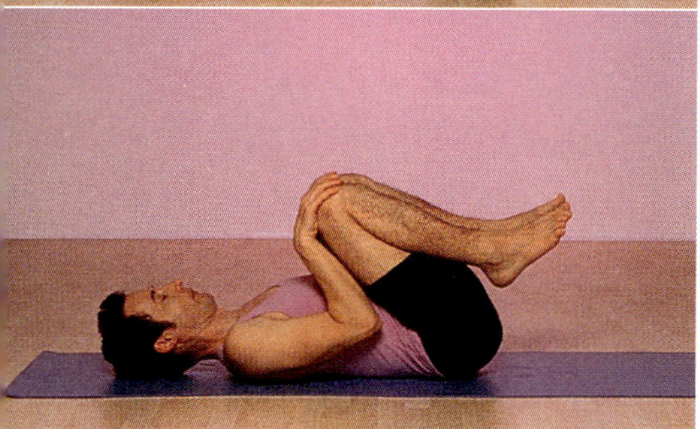

2 Expirez et amenez les genoux vers la poitrine en fléchissant les bras. Les épaules sont décontractées, la nuque étirée.

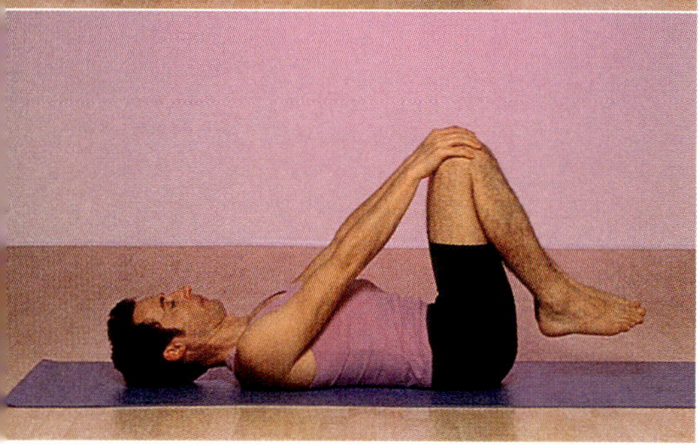

3 Inspirez et tendez les bras pour éloigner les genoux du buste. La respiration et le mouvement sont coordonnés. Répétez l'exercice dix à douze fois de suite. Ce mouvement, qui aide à libérer le stress et soulage les tensions du dos et des hanches, est fortement recommandé aux personnes sédentaires.

jambes levées et bras écartés, position allongée

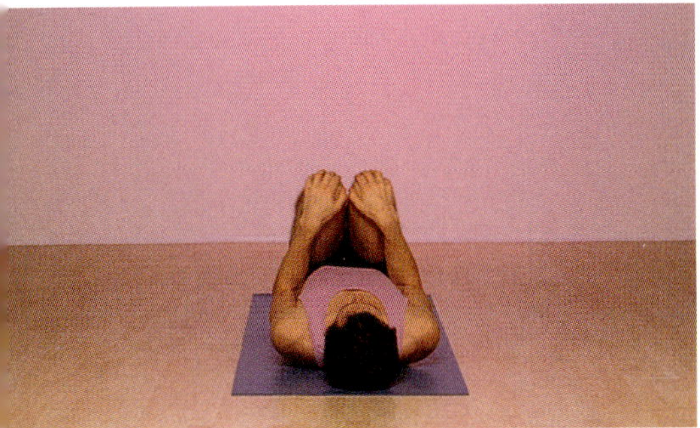

1 Vous êtes allongé sur le dos, genoux fléchis. Amenez les genoux sur la poitrine et posez les mains sur les rotules. Les doigts pointent vers les pieds. Les épaules sont décontractées. Amenez légèrement le menton vers la poitrine afin d'étirer la nuque.

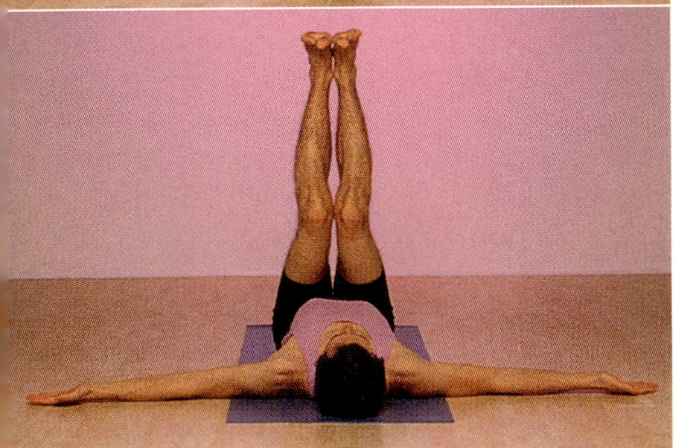

2 Inspirez et levez simultanément les bras à l'horizontale à hauteur des épaules et les jambes à la verticale. Les pieds sont joints et les genoux légèrement fléchis.

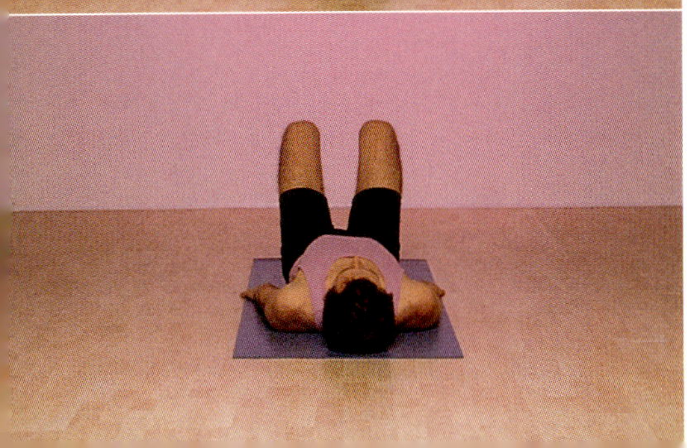

3 Expirez et ramenez doucement les pieds sur le sol. Posez les mains sur les rotules. Répétez l'exercice six à huit fois de suite en coordonnant le mouvement et la respiration. Une fois l'exercice terminé, posez les pieds à plat sur le sol et allongez les bras le long du corps.

torsion en position allongée

1 Vous êtes allongé sur le dos, genoux fléchis. Les pieds sont serrés, à plat sur le sol et le plus près possible des hanches. Les bras forment un angle de 45° avec le torse. Les épaules sont décontractées.

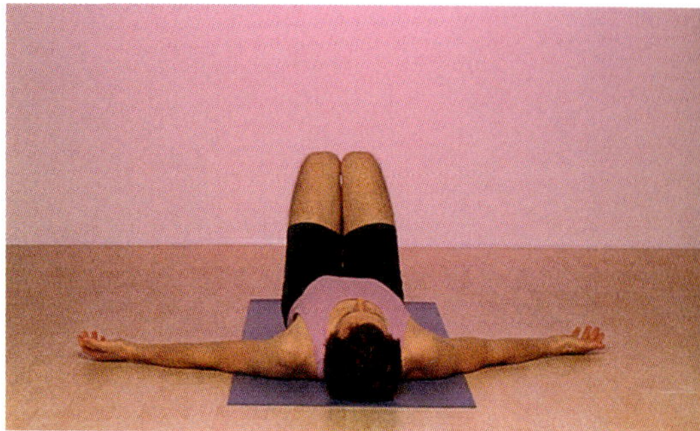

2 Expirez et laissez doucement les genoux s'affaisser sur le côté gauche. Le bassin bascule et vous êtes appuyé sur la hanche gauche. Tournez la tête sur la droite. Les pieds sont décontractés. Inspirez et revenez doucement en position initiale.

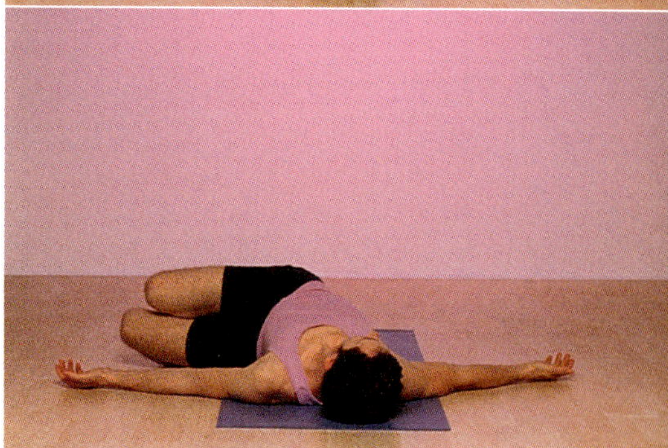

3 Expirez, laissez doucement les genoux s'affaisser sur le côté droit et tournez la tête sur la gauche. Les épaules et les pieds sont décontractés. Inspirez et revenez lentement en position initiale. Répétez la séquence six à huit fois de suite en coordonnant le mouvement et la respiration.

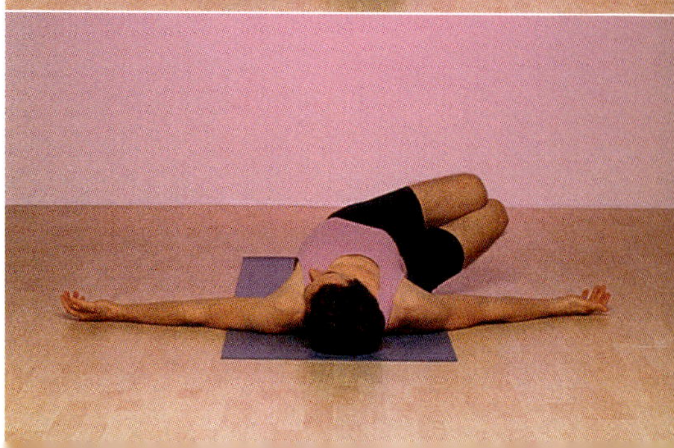

étirements des bras en position debout

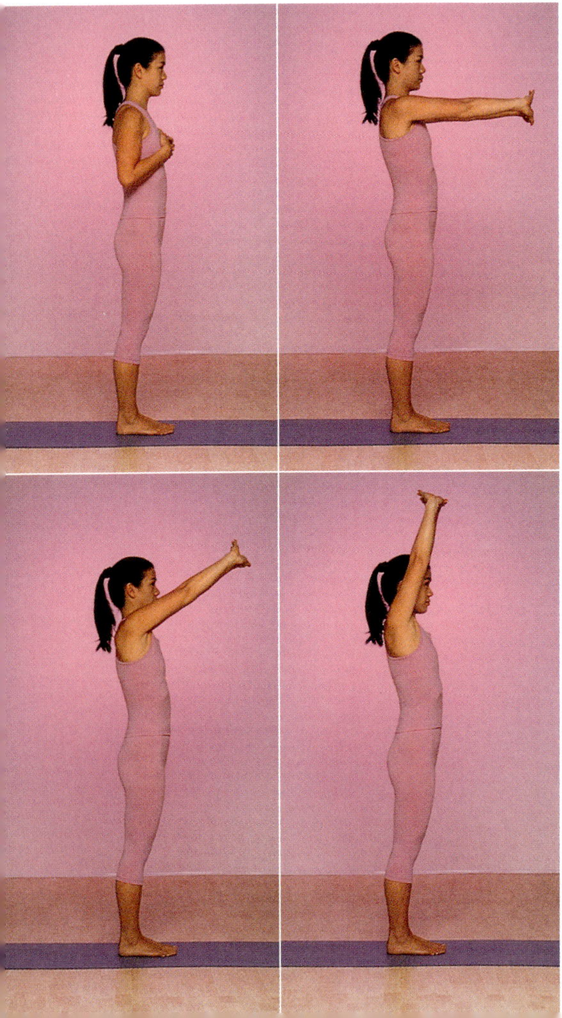

1 Vous êtes debout, pieds joints. Peu à peu, vous prenez conscience de l'air qui pénètre et sort de votre corps. Croisez les doigts et posez les mains à plat sur le sternum.

2 Inspirez, tournez les paumes vers l'extérieur et tendez les bras à l'horizontale. Expirez et revenez en position initiale. Répétez l'exercice deux fois de suite.

3 Inspirez et tournez les paumes vers l'extérieur en gardant les doigts croisés. Levez les bras afin qu'ils forment un angle de 45° avec le torse. Les épaules sont décontractées. Expirez et revenez en position initiale. Répétez l'exercice deux fois.

4 Inspirez, tournez les paumes vers l'extérieur et levez les bras à la verticale. Les épaules sont décontractées. Expirez et revenez en position initiale. Répétez l'exercice deux fois de suite, puis décroisez les doigts.

étirement de la cafetière

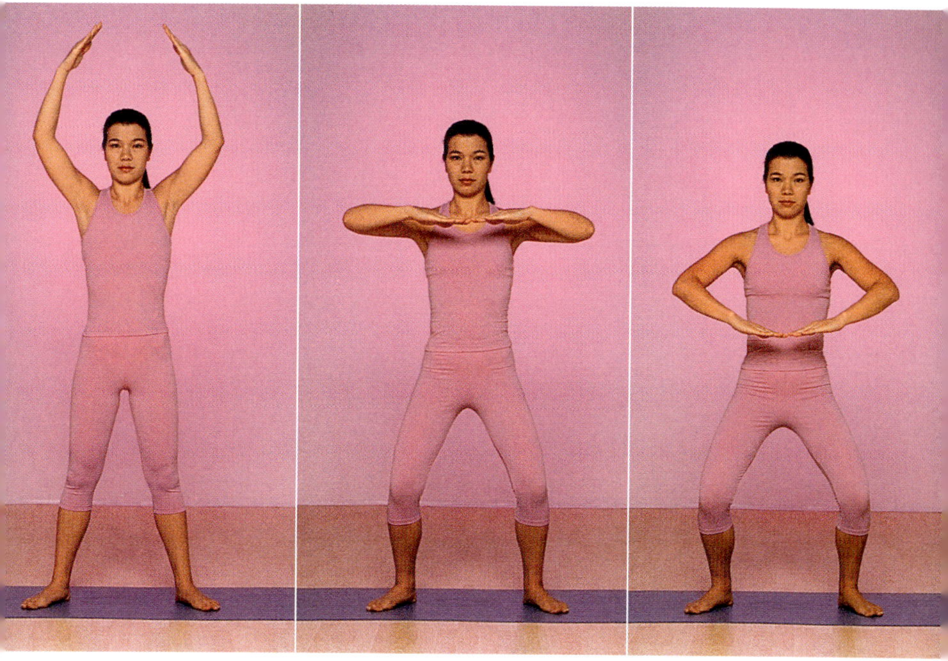

1 Vous êtes debout, les pieds écartés de 70 cm environ. Inspirez et levez les bras à l'horizontale sur le côté – paumes ouvertes –, puis à la verticale au-dessus de la tête en dessinant un cercle.

2 Imaginez qu'une énorme cafetière est posée devant vous. Expirez et baissez les bras à hauteur de la poitrine jusqu'à ce que les majeurs se touchent. Fléchissez légèrement les genoux et poussez les mains vers le sol.

3 Continuez à appuyer jusqu'à ce que vos mains soient au niveau de la taille. Répétez l'exercice quatre à six fois en coordonnant les mouvements et la respiration.

étirements de la nuque

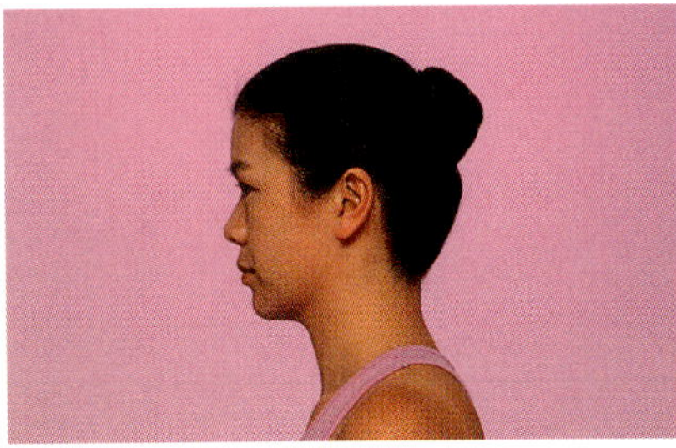

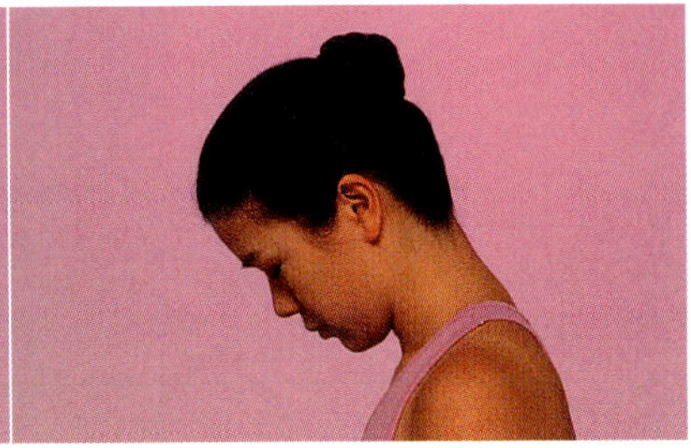

1 Ces étirements éliminent les tensions dans la nuque et les épaules. Vous êtes assis en tailleur sur le sol ou sur une chaise. La poitrine est bombée et les épaules sont décontractées.

2 Laissez doucement tomber la tête vers l'avant afin d'amener le menton vers la poitrine. La poitrine est toujours bombée. Maintenez la position pendant plusieurs respirations naturelles.

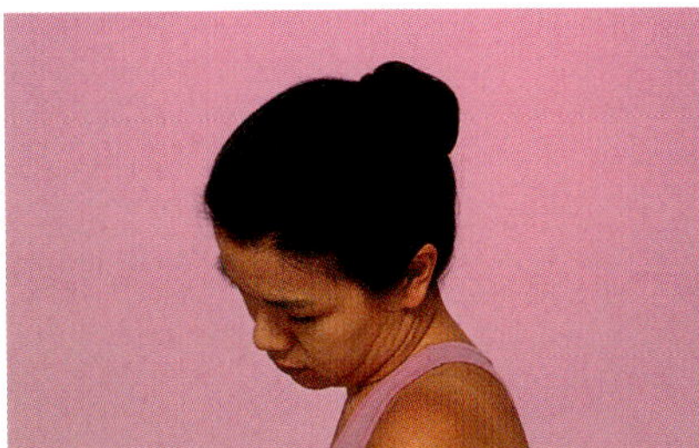

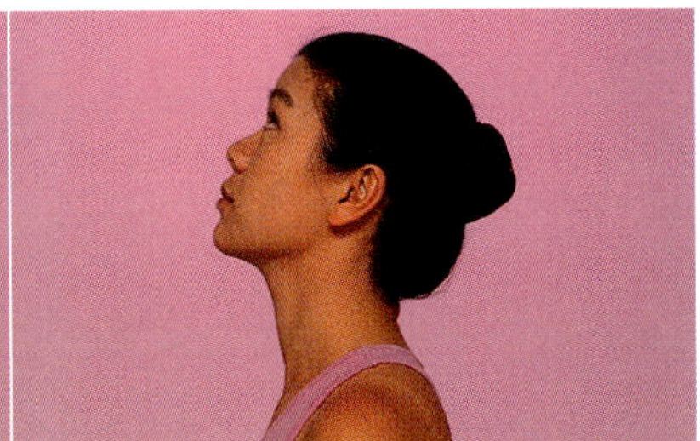

3 Laissez doucement la tête tomber sur le côté gauche. Maintenez la position pendant plusieurs respirations naturelles, puis redressez la tête et recommencez l'exercice sur le côté droit.

4 Levez doucement le menton vers le plafond. Vous sentez des étirements dans la nuque. Maintenez la position pendant quelques respirations et revenez en position initiale.

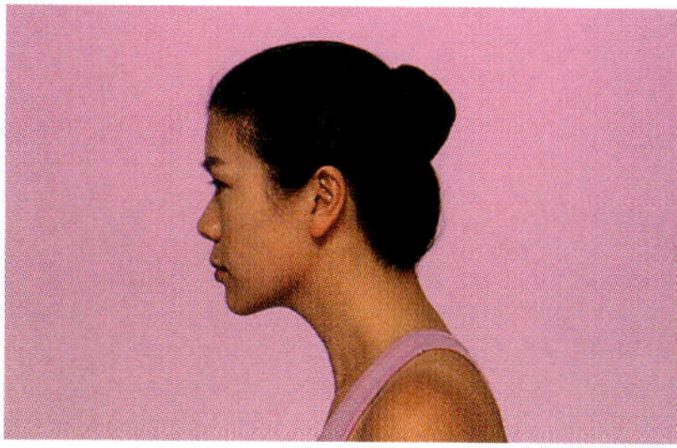

5 Regardez devant vous et avancez le menton en veillant à ce qu'il reste parallèle au sol. Maintenez la position pendant quelques respirations naturelles.

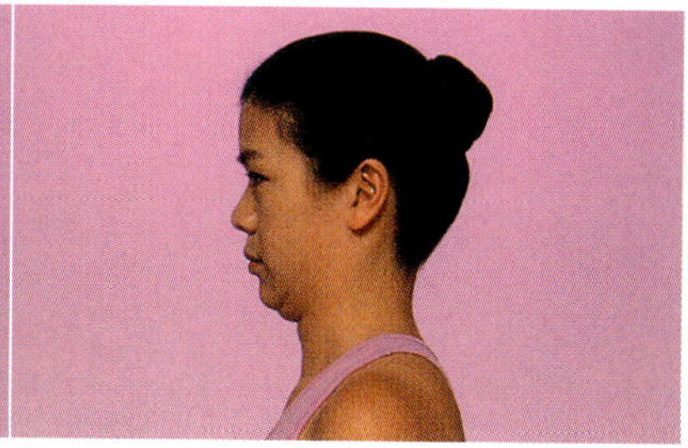

6 Rentrez le menton en veillant à ce qu'il reste parallèle au sol. Maintenez la position pendant quelques respirations, puis revenez en position initiale.

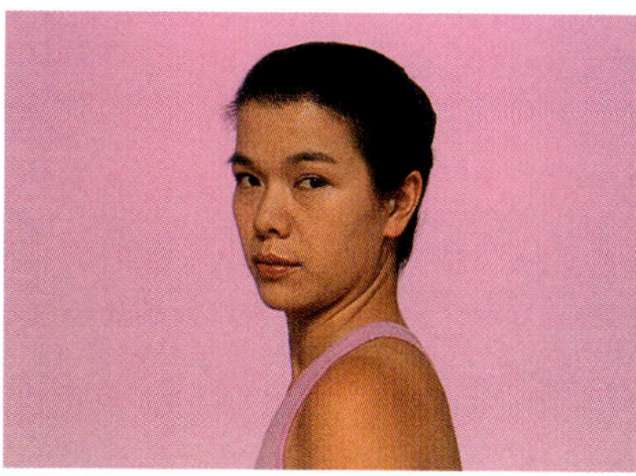

7 Tournez lentement la tête sur la gauche jusqu'à pouvoir regarder par-dessus votre épaule. Maintenez la position pendant plusieurs respirations naturelles.

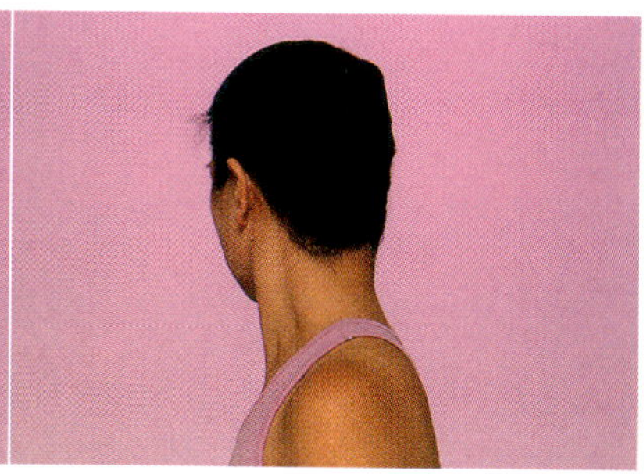

8 Revenez en position initiale, puis répétez l'exercice sur le côté droit. Maintenez la position pendant plusieurs respirations naturelles.

étirement vers le haut en position debout

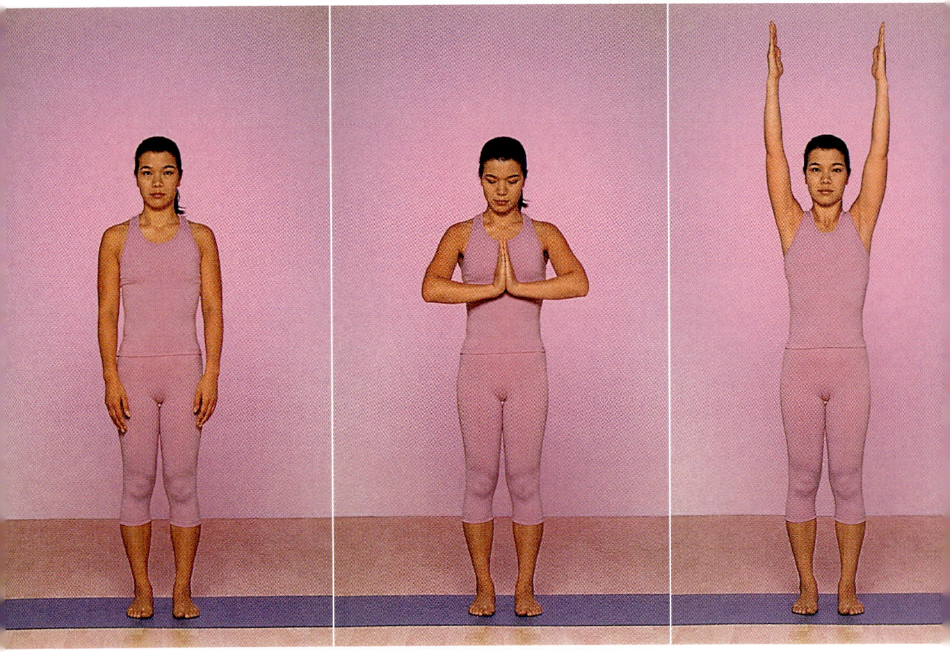

1 Vous êtes debout, pieds parallèles et légèrement écartés. Répartissez le poids du corps sur les deux jambes afin d'être en parfait équilibre. Enfoncez vos pieds dans le sol.

2 Contractez les genoux afin de lever les rotules. En gardant les épaules décontractées, bombez le torse et joignez les mains sur la poitrine. Regardez le sol sous les mains.

3 Levez les bras à la verticale en tournant les paumes l'une vers l'autre. Inspirez, bombez le torse et étirez le haut du corps. Expirez et baissez les bras pour revenir en position initiale.

demi-flexion avant

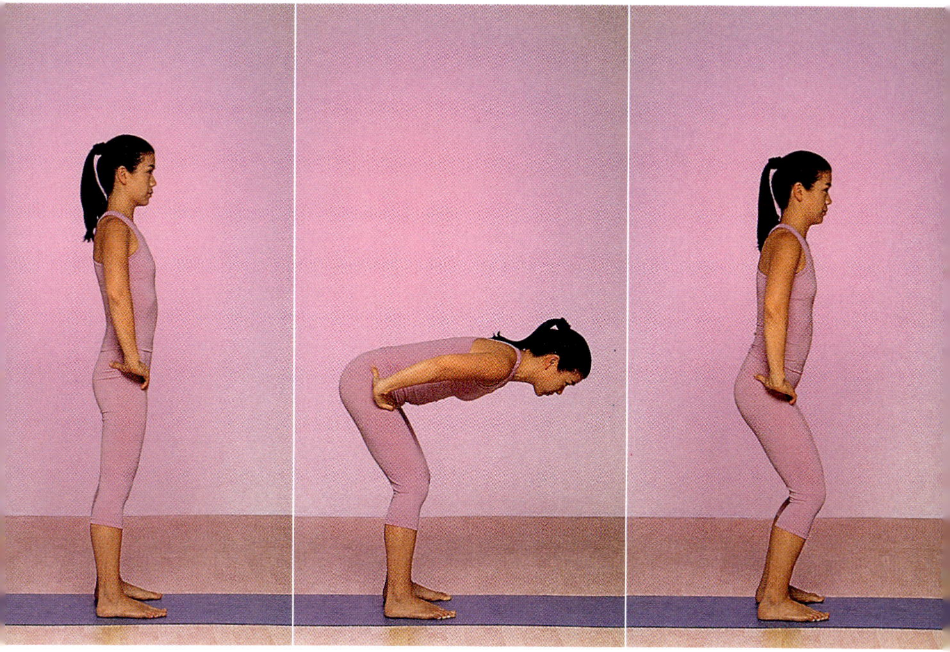

1 Vous êtes debout, pieds parallèles, écartés de la largeur du bassin. Posez les mains à la jonction des jambes et du bassin. Les articulations des hanches sont derrière les mains.

2 Bombez le torse et étirez la face antérieure du corps. Expirez et penchez-vous en avant. Le dos est droit et le haut du corps parallèle au sol. Regardez le sol.

3 Fléchissez les genoux. Concentrez-vous sur la respiration. Inspirez et redressez lentement le buste en gardant les genoux fléchis, puis repassez en position initiale.

flexion arrière en position debout

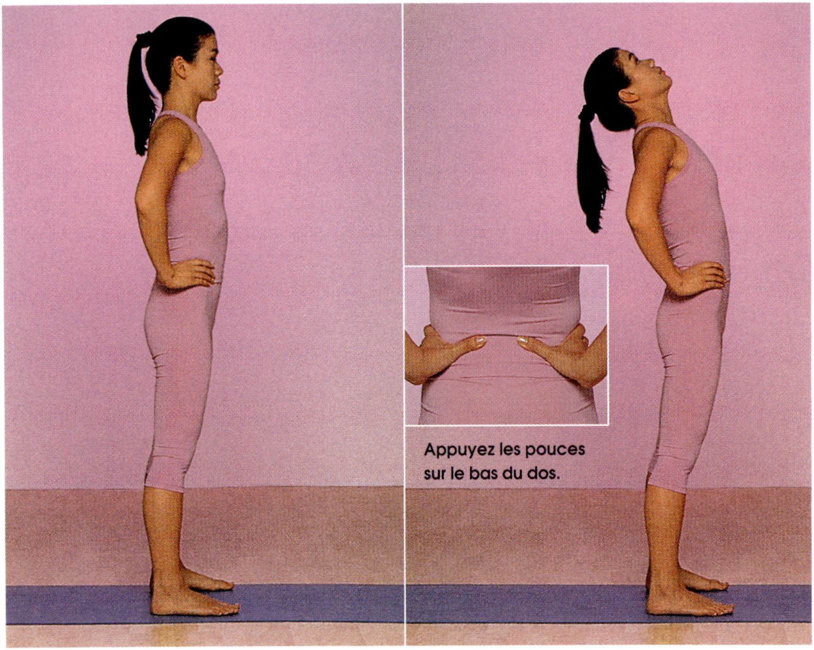

1 Vous êtes debout, pieds écartés de la largeur du bassin. Les bords internes des pieds sont parallèles. Posez les mains sur les hanches, les pouces sont posés sur le bas du dos, les autres doigts pointent vers l'avant. Tirez les épaules en arrière pour ouvrir au maximum la poitrine. Rentrez le menton.

2 Bombez le torse et inclinez-vous légèrement en arrière pour étirer l'avant du corps. Levez le menton vers le plafond et maintenez la position pendant plusieurs respirations naturelles. Revenez lentement en position initiale.

étirement latéral en position debout

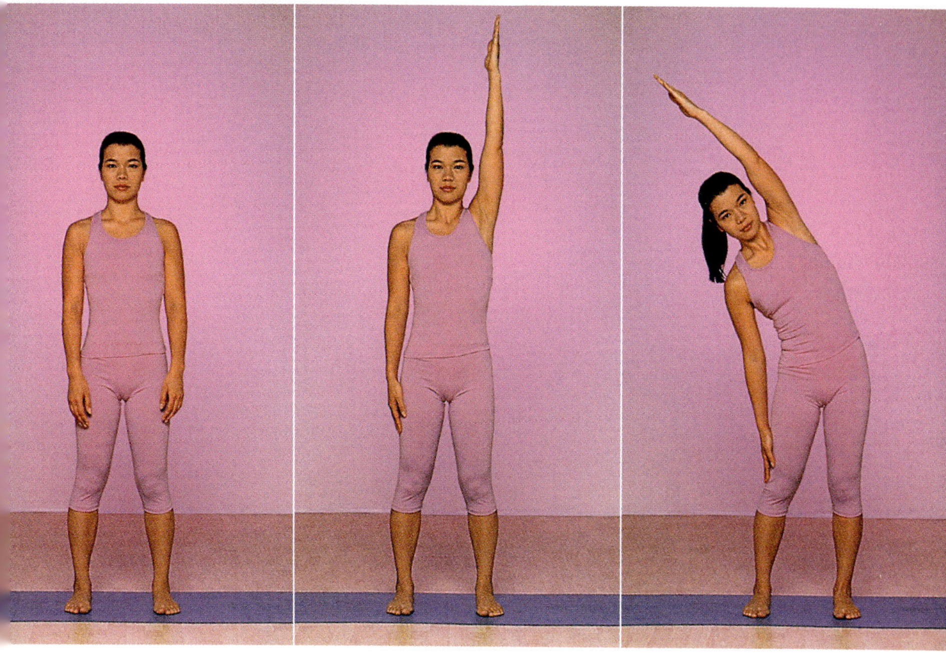

1 Vous êtes debout, pieds parallèles et écartés de la largeur du bassin. Les bras sont le long du corps. Si vous avez des problèmes de dos, posez la main droite sur la hanche droite.

2 Inspirez et levez le bras gauche à la verticale en pointant les doigts vers le plafond. Les épaules sont décontractées et dégagées. Essayez de toucher l'oreille gauche avec le bras levé.

3 Expirez et inclinez-vous sur la droite. Maintenez la position, puis inspirez et redressez-vous. Expirez et descendez le bras en dessinant un cercle de l'arrière vers l'avant. Changez de côté.

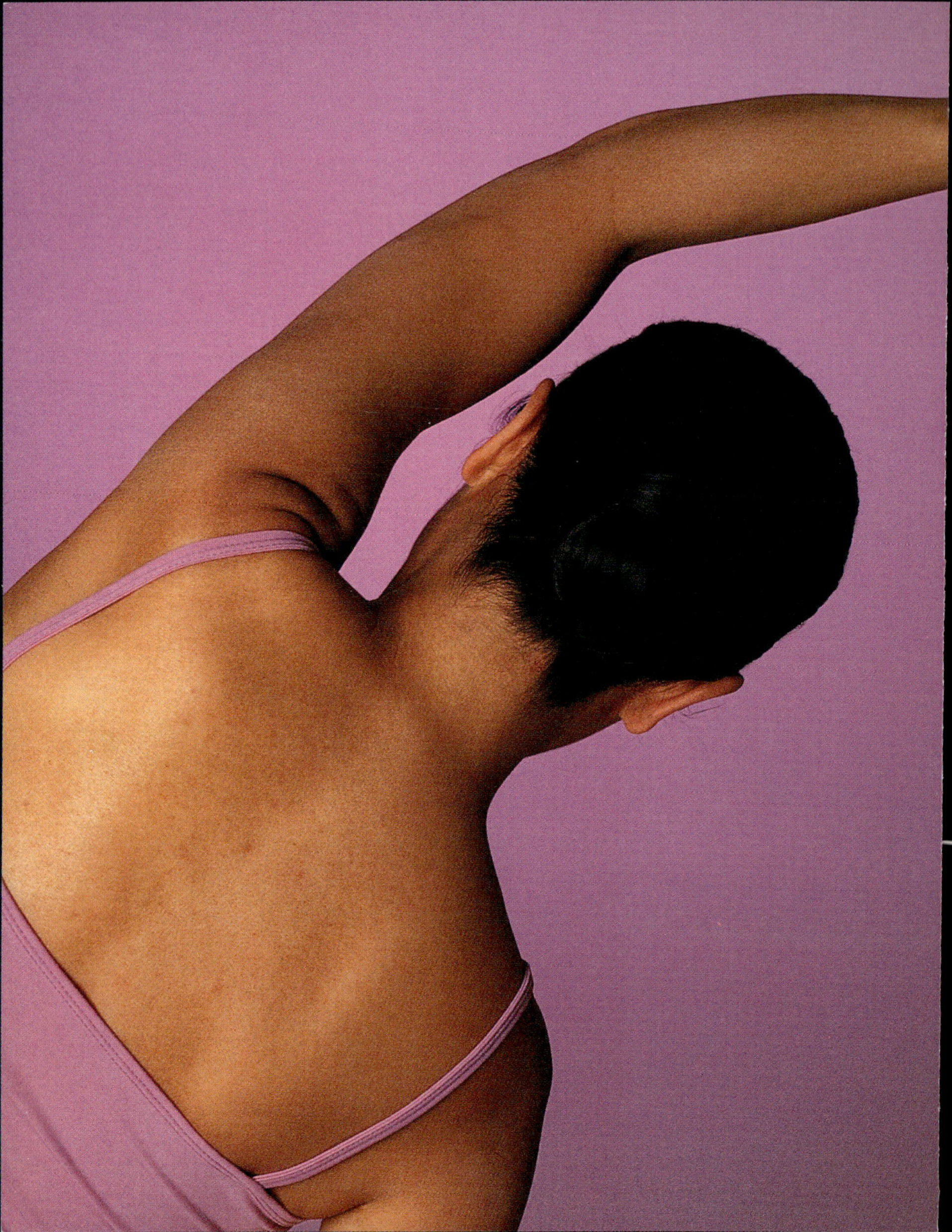

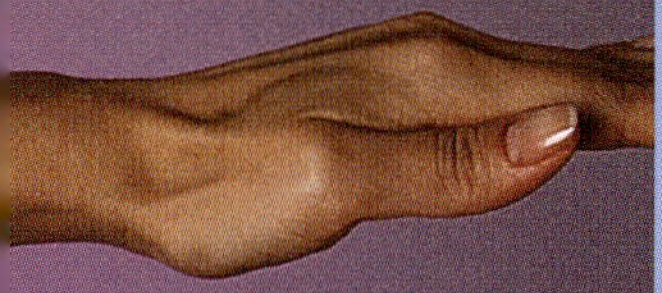

| partie **2**

l'union du corps et de l'esprit

Les postures et les différents exercices présentés ici apaisent le corps et l'esprit. Maintenez les postures aussi longtemps que possible, respirez calmement et régulièrement, et soyez toujours à l'écoute de votre corps.

l'aigle

Cette posture étire les muscles de la région dorsale haute, de la nuque et des épaules, et élimine les tensions du corps. Les bras symbolisent les ailes repliées d'un aigle et les doigts les plumes.

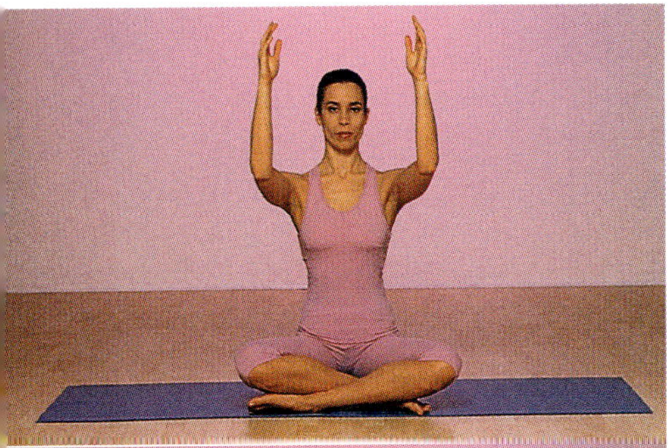

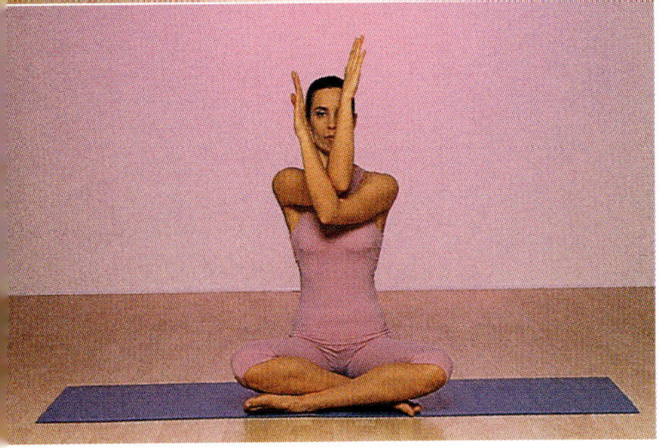

1 Vous êtes assis en tailleur sur le sol (si nécessaire, asseyez-vous sur un bloc de mousse ou un petit coussin), les mains à plat sur les genoux. Bombez le torse et relâchez les muscles des épaules. Levez les bras à l'horizontale devant vous en tournant les paumes l'une vers l'autre. Fléchissez les coudes ; chaque bras forme un angle droit.

2 Baissez légèrement le coude gauche et éloignez la main gauche du corps. Inspirez et croisez les bras en passant le coude gauche sous le coude droit.

ATTENTION !

• Si vous avez la nuque fragile, inclinez légèrement la tête vers l'avant. • Si vous manquez de souplesse au niveau des épaules, soyez vigilant à l'étape finale.

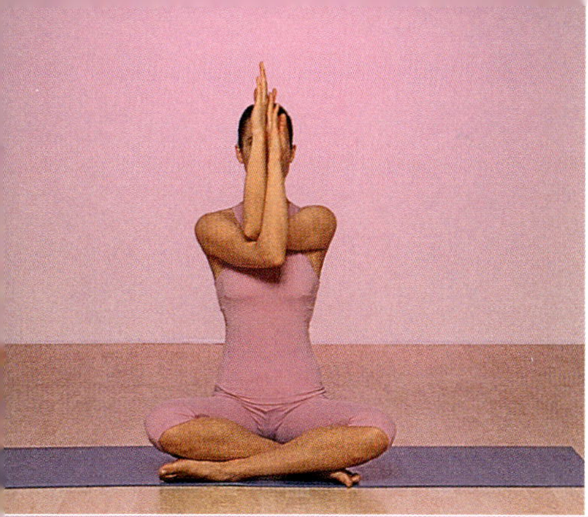

Expirez et rapprochez les avant-bras le plus près possible l'un de l'autre afin que les mains se touchent. Il ne doit y avoir aucune tension dans les épaules. Maintenez la position en inspirant et expirant naturellement.

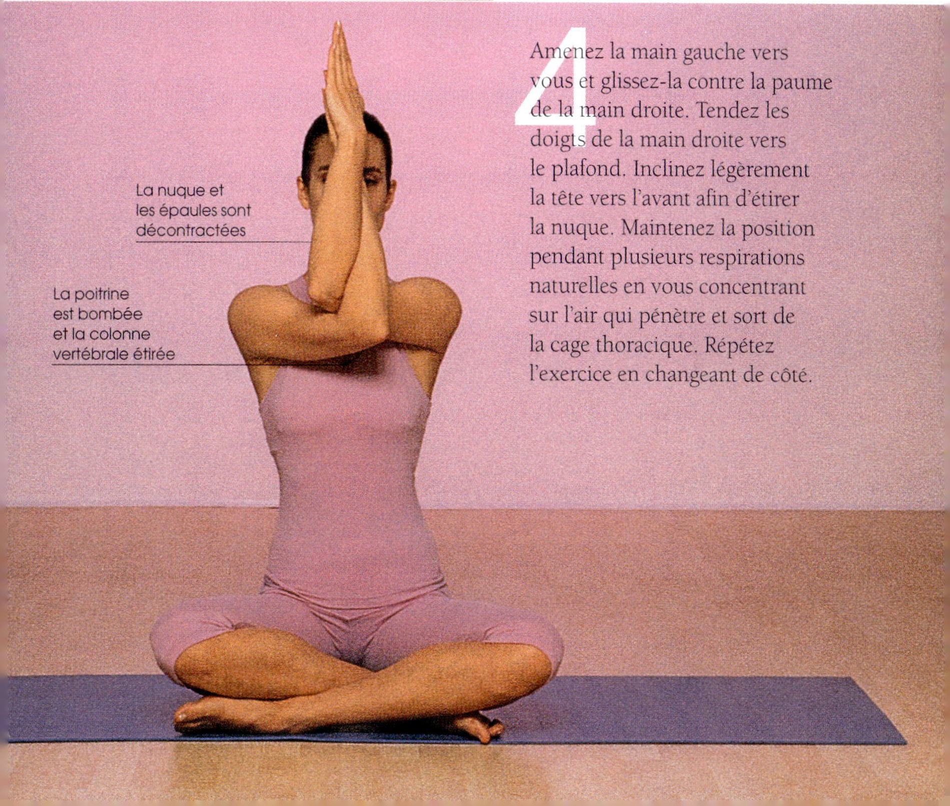
La nuque et les épaules sont décontractées
La poitrine est bombée et la colonne vertébrale étirée

4

Amenez la main gauche vers vous et glissez-la contre la paume de la main droite. Tendez les doigts de la main droite vers le plafond. Inclinez légèrement la tête vers l'avant afin d'étirer la nuque. Maintenez la position pendant plusieurs respirations naturelles en vous concentrant sur l'air qui pénètre et sort de la cage thoracique. Répétez l'exercice en changeant de côté.

la vache

Cette posture étire l'avant du corps, favorise l'ouverture des aisselles et élimine les tensions de la nuque et des épaules. Privilégiez la respiration thoracique qui vous apportera énergie et vitalité.

1 Vous êtes en position agenouillée. Bombez le torse et décontractez les épaules. Fléchissez le bras gauche derrière le dos et placez le dos de la main entre les omoplates aussi haut que possible. Pour plus de facilité, passez le bras droit derrière le dos, prenez le coude gauche dans la main droite et tirez le bras gauche vers le buste afin de remonter la main gauche vers la nuque.

2 Inspirez, levez le bras droit à la verticale et les côtes du côté droit, ouvrez l'aisselle droite et tendez la main vers le plafond.

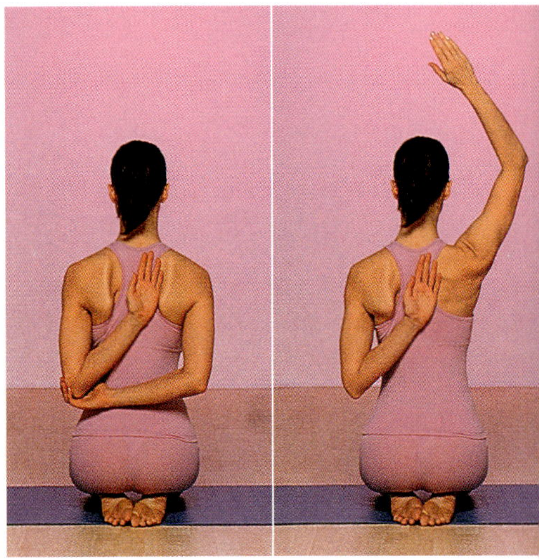

ATTENTION !

Si vous avez plus de mal à exécuter la posture d'un côté que de l'autre, commencez toujours par le plus facile.

3 Fléchissez le coude droit et laissez tomber la main droite dans le dos. Expirez, saisissez la main droite avec la main gauche et relâchez la nuque. Maintenez la position pendant plusieurs respirations naturelles. Vous sentez le devant de la cage thoracique monter et descendre. Lâchez les mains et changez de bras.

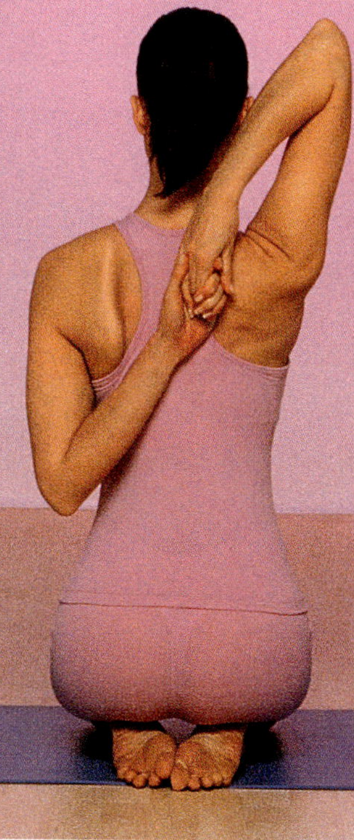

Vue de face

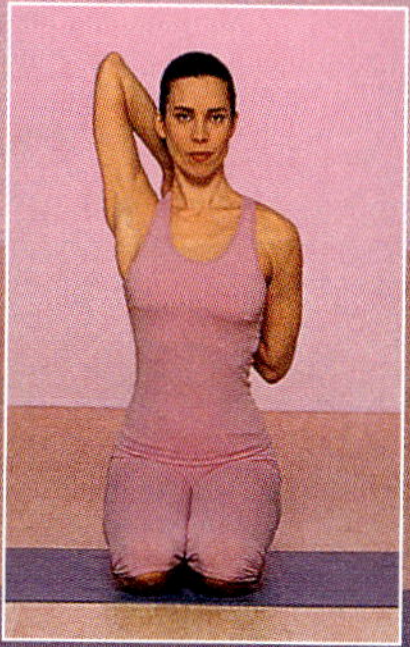

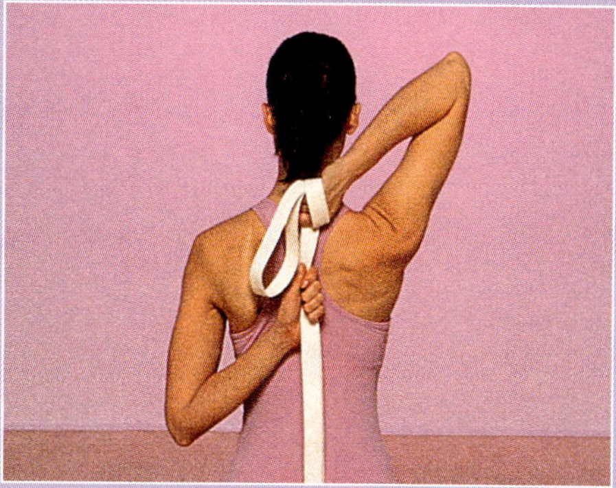

VARIANTE

Si vous n'arrivez pas à joindre les deux mains, prenez une ceinture dans la main droite. Saisissez la ceinture avec la main gauche et glissez la main le long de la ceinture jusqu'à ce que les deux mains se touchent – ou soient tout au moins le plus près possible l'une de l'autre. Il ne doit y avoir aucune tension dans la nuque.

la flexion avant

Pour réaliser cette posture qui apaise l'esprit, inclinez le buste à partir des hanches en gardant le dos très droit. Pointez les ischions vers le haut afin d'étirer et d'assouplir au maximum les ischio-jambiers.

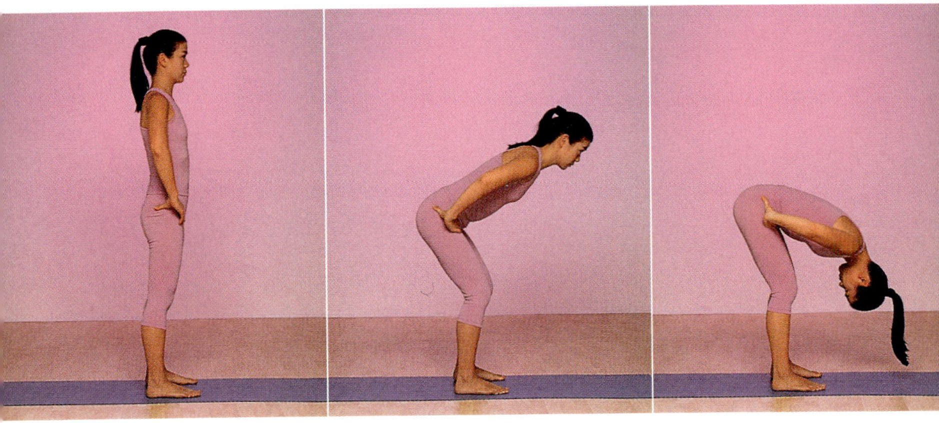

1 Vous êtes debout, pieds parallèles et écartés de la largeur du bassin. Posez les mains à la jonction des jambes et du bassin.

2 Ouvrez la poitrine et étirez l'avant du corps. Expirez et penchez-vous en avant à partir des hanches en fléchissant légèrement les genoux.

3 En gardant les genoux fléchis, laissez la tête tomber en avant sous l'effet de l'attraction terrestre. Il n'y a aucune tension dans la colonne vertébrale. Respirez calmement.

4

À partir des hanches, le haut du corps plonge vers l'avant. Enfoncez les pieds dans le sol, pointez les ischions vers le haut et tendez les jambes. Amenez les bras vers la tête et attrapez chaque coude avec la main opposée. Maintenez la position pendant plusieurs respirations naturelles en étirant au maximum l'arrière des jambes.

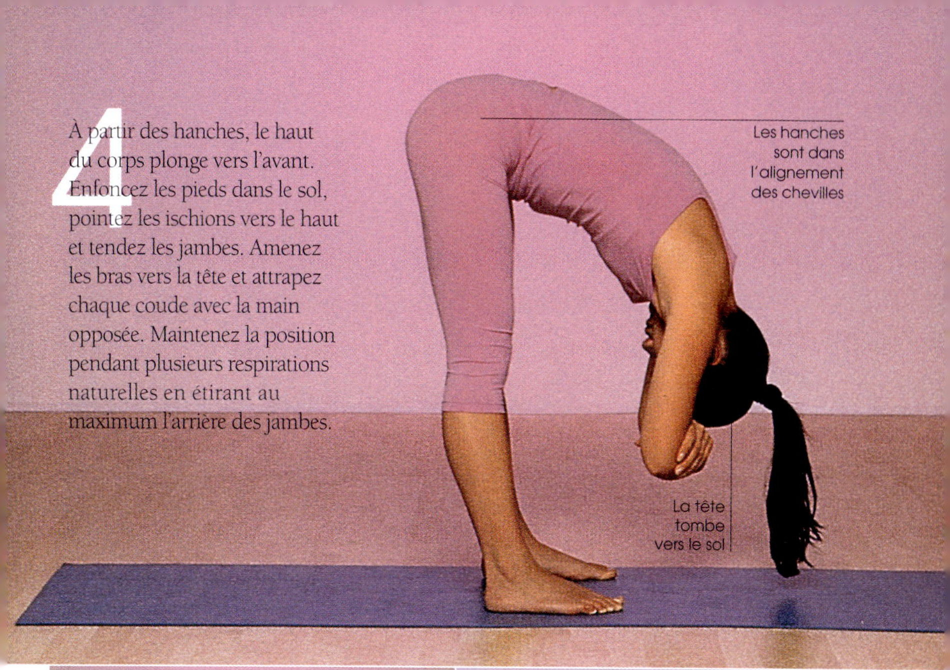
Les hanches sont dans l'alignement des chevilles
La tête tombe vers le sol

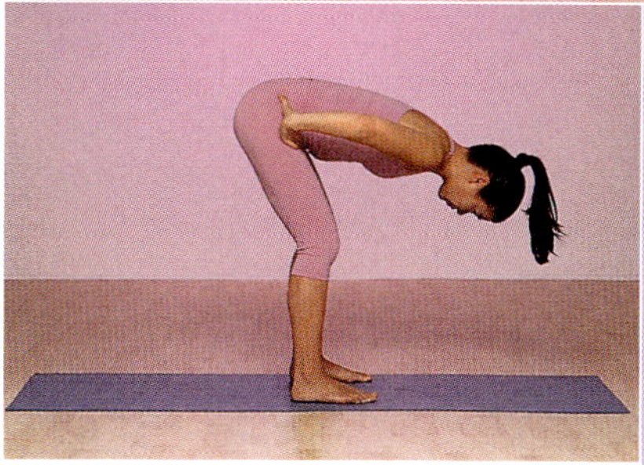

5

Fléchissez les genoux, posez les mains sur les hanches et redressez-vous à demi. Étirez la colonne vertébrale. Pour revenir en position initiale, inspirez et redressez le buste à partir des hanches en gardant le dos droit.

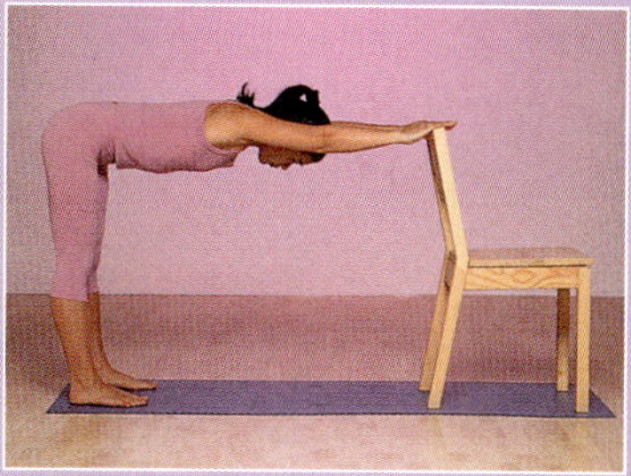

VARIANTE

Si votre tension artérielle est élevée, si vous avez un glaucome ou un décollement de rétine, posez les mains sur le dossier d'une chaise et faites une demi-flexion avant. Contractez l'abdomen et bombez le torse.

l'arbre

Cette posture développe le sens de l'équilibre sur les plans physique et mental, tonifie les muscles des jambes et favorise l'alignement de la tête et de la colonne vertébrale.

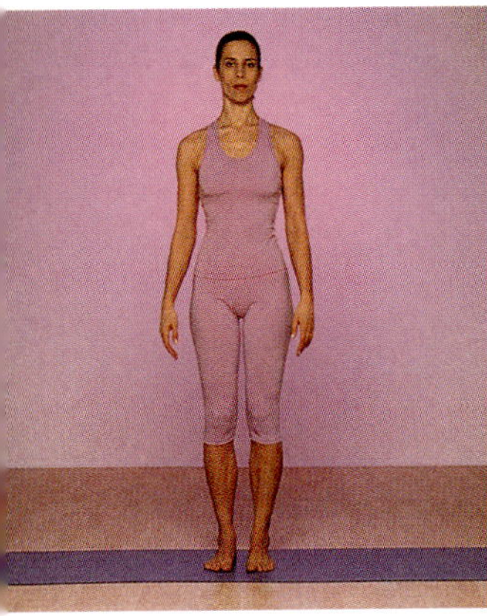

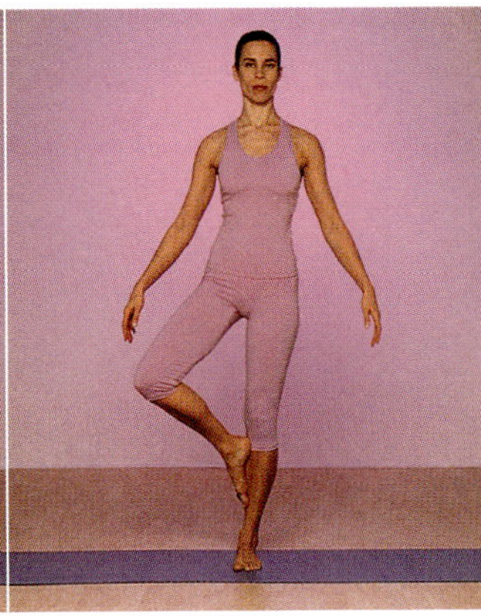

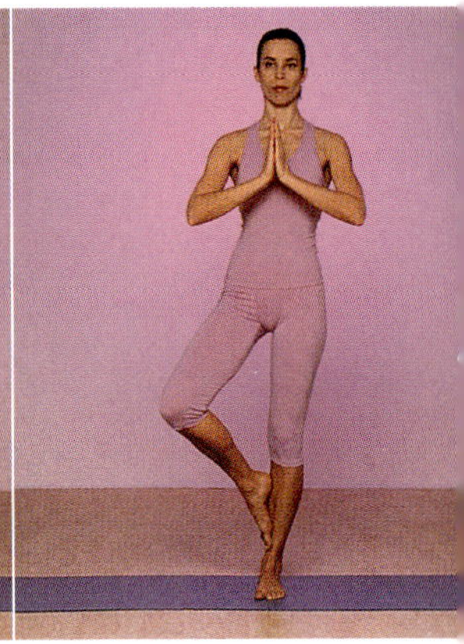

1 Vous êtes debout, le dos droit et les bras le long du corps. Le poids est également réparti sur les deux pieds, légèrement écartés.

2 Inspirez et glissez la plante du pied droit le long du mollet gauche juste en dessous du genou. Amenez le genou droit sur le côté pour ouvrir la hanche.

3 Expirez, bombez le torse et décontractez les muscles des épaules. Joignez les mains sur la poitrine. Si vous avez de l'arthrite dans les genoux, arrêtez là.

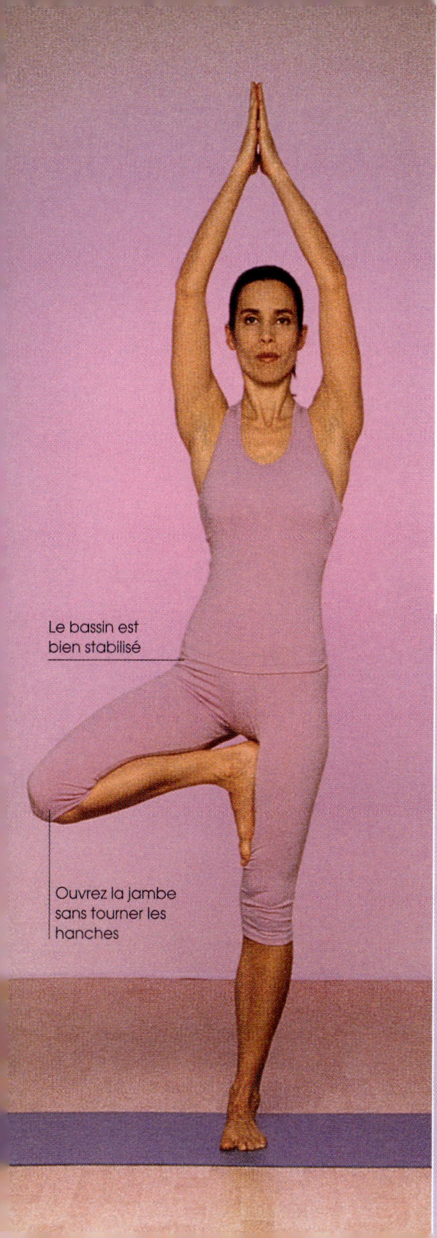
Le bassin est bien stabilisé
Ouvrez la jambe sans tourner les hanches

4

Si vous êtes bien en équilibre, montez le plus haut possible la plante du pied droit le long de la cuisse gauche. Inspirez et levez les bras au-dessus de la tête en gardant les mains jointes. Pour garder l'équilibre, fixez une ligne verticale. Maintenez la position pendant plusieurs respirations naturelles, puis revenez lentement en position initiale. Répétez l'exercice en changeant de jambe.

ATTENTION !

Si le fait d'avoir les mains jointes crée une tension dans la nuque, gardez-les écartées de la largeur des épaules au-dessus de la tête.

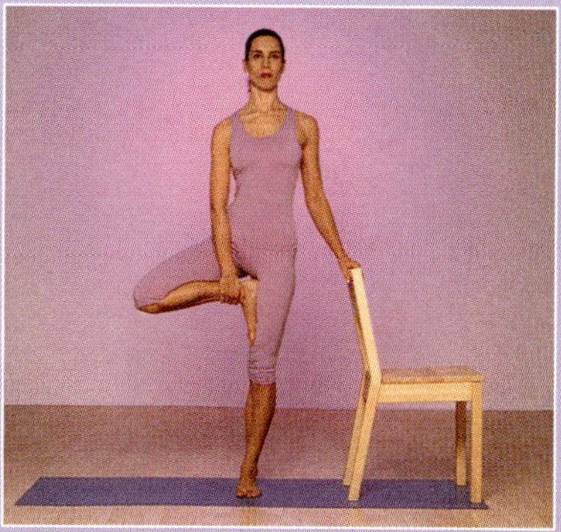

VARIANTE

Si vous avez du mal à garder votre équilibre, appuyez-vous contre un mur ou tenez-vous au dossier d'une chaise ou tenez la cheville de la jambe pliée.

le guerrier
étirement latéral

Cette posture debout tonifie le corps et vous fait prendre conscience de l'énergie et de la force qui sont en vous. Votre corps doit être en parfait équilibre et vous devez rester concentré.

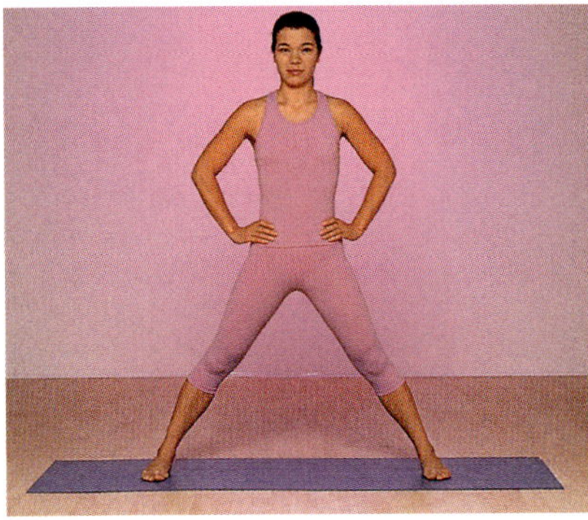

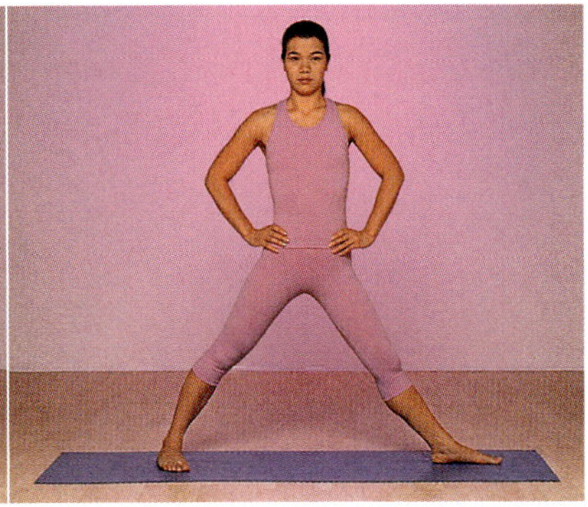

1 Vous êtes debout, les pieds parallèles écartés d'1 m environ, mains sur les hanches et épaules décontractées. Regardez fixement devant vous.

2 Inspirez, tournez légèrement les orteils du pied droit vers l'intérieur et ouvrez la jambe gauche à 90°. Le haut du corps est stabilisé.

ATTENTION !

- Si vous avez mal au dos, soyez particulièrement vigilant.

3

Expirez et fléchissez le genou gauche. Le bassin plonge vers le sol. Alignez le genou et la cheville afin que la jambe forme un angle droit. Tournez la tête sur la gauche sans bouger les épaules.

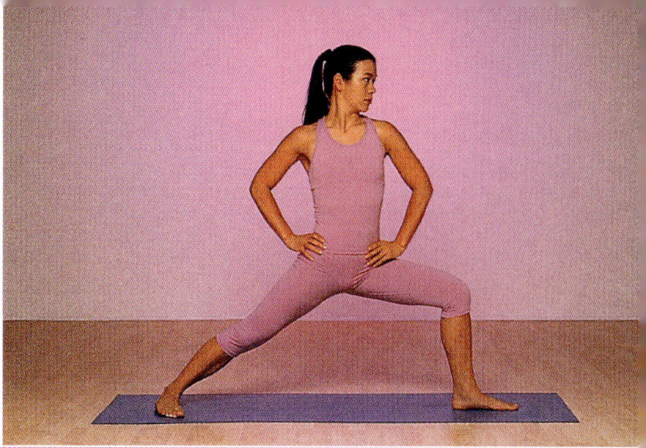

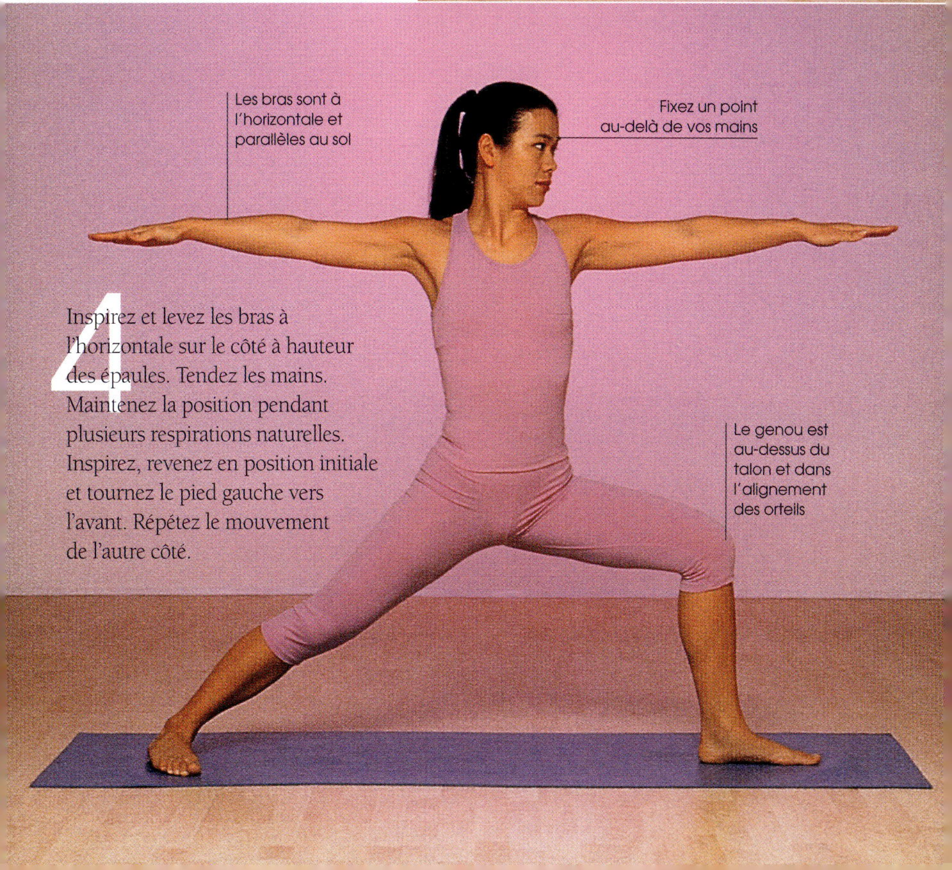

Les bras sont à l'horizontale et parallèles au sol
Fixez un point au-delà de vos mains
Le genou est au-dessus du talon et dans l'alignement des orteils

4

Inspirez et levez les bras à l'horizontale sur le côté à hauteur des épaules. Tendez les mains. Maintenez la position pendant plusieurs respirations naturelles. Inspirez, revenez en position initiale et tournez le pied gauche vers l'avant. Répétez le mouvement de l'autre côté.

le guerrier
extension en fente pieds fixes

Cette posture étire l'arrière de la jambe, la cuisse et la hanche du même côté, ainsi que la colonne vertébrale, et ouvre la poitrine. Privilégiez la respiration thoracique.

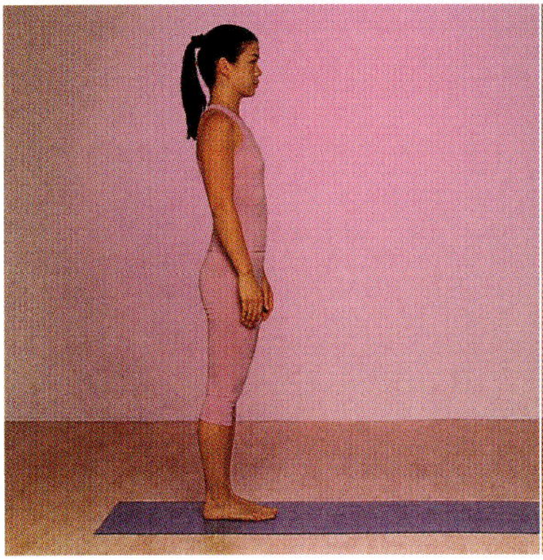

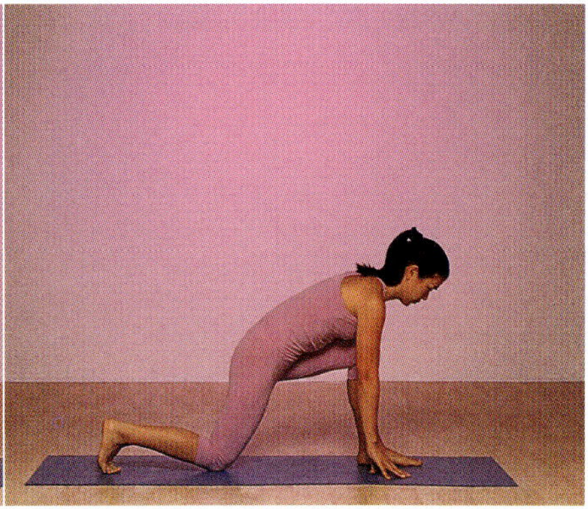

1 Vous êtes debout, dos droit, pieds écartés de la largeur du bassin et bras le long du corps. Mettez-vous à quatre pattes, mains à plat sur le sol alignées sur les épaules et les genoux alignés sur les hanches.

2 Expirez et avancez le pied gauche pour l'amener entre vos mains de telle sorte que le genou soit directement au-dessus du talon. Le haut du corps est en appui sur la cuisse gauche. Enfoncez les doigts dans le sol.

ATTENTION !

Si vous avez des problèmes de dos, arrêtez-vous à l'étape 2.

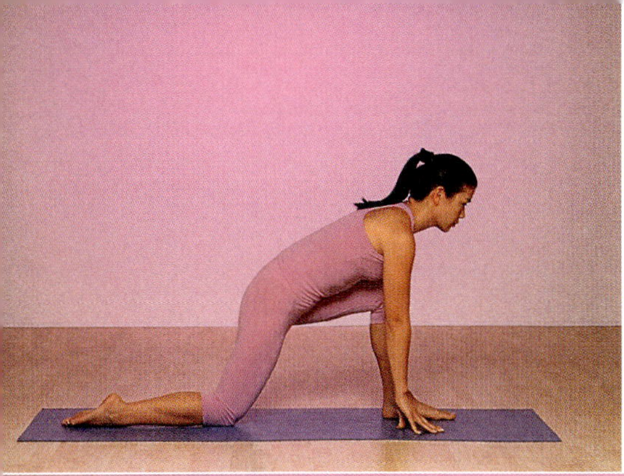

En gardant les doigts au sol, relevez légèrement la tête, puis tendez la pointe du pied droit.

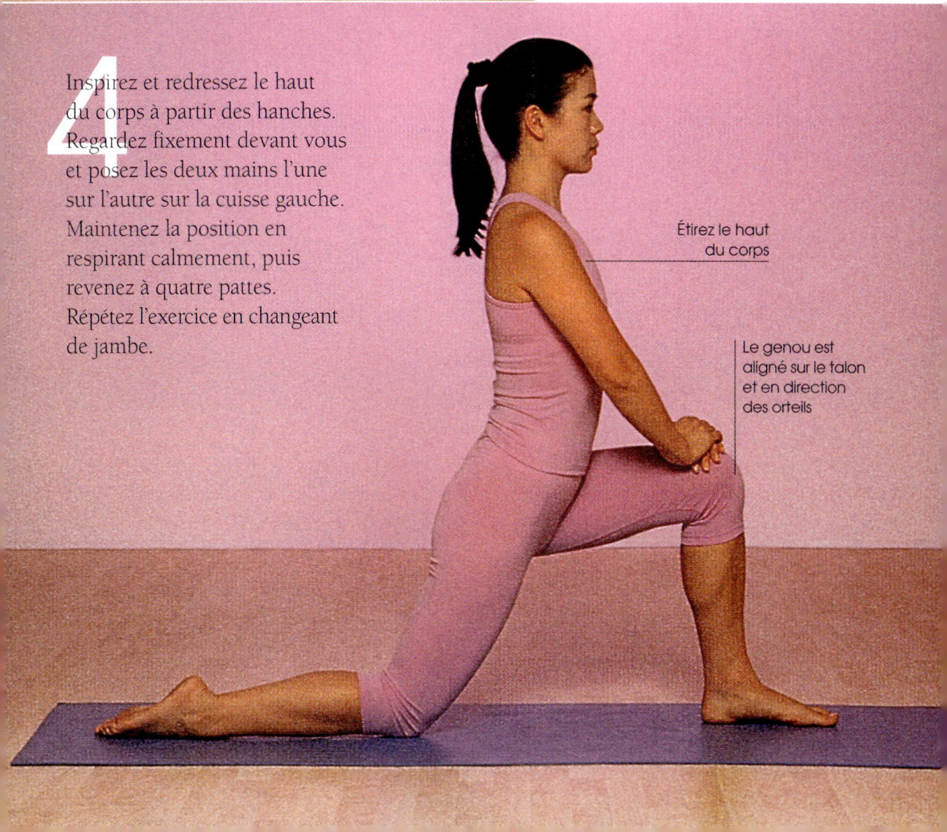
Étirez le haut du corps
Le genou est aligné sur le talon et en direction des orteils

4 Inspirez et redressez le haut du corps à partir des hanches. Regardez fixement devant vous et posez les deux mains l'une sur l'autre sur la cuisse gauche. Maintenez la position en respirant calmement, puis revenez à quatre pattes. Répétez l'exercice en changeant de jambe.

le chien tête en bas

Cette posture, l'une des plus pratiquées par les adeptes du yoga, sollicite toutes les parties du corps. Elle élimine les tensions et apaise l'esprit tout en développant l'équilibre du haut et du bas du corps.

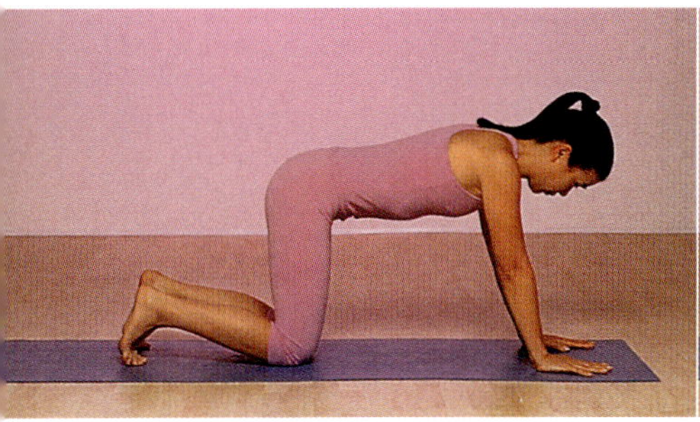

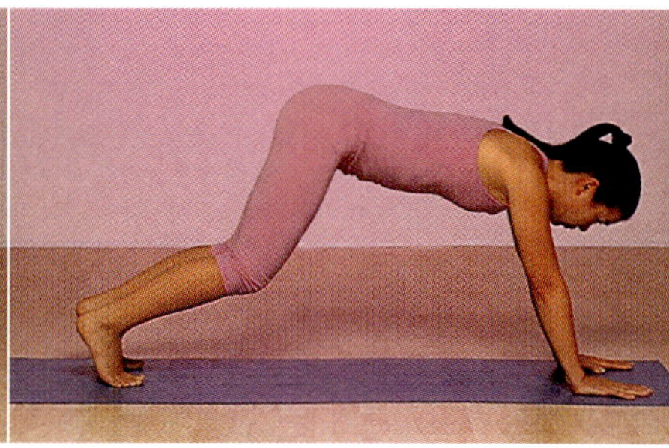

1 Vous êtes à quatre pattes, mains sous les épaules, pieds et genoux écartés de la largeur du bassin. Avancez les mains l'une après l'autre afin que l'articulation de la main et du poignet prenne la place des doigts. Les orteils sont pliés.

2 Expirez, poussez sur les orteils tout en levant et en amenant le bassin vers l'arrière. En gardant les genoux fléchis, poussez sur les mains afin de transférer le poids du corps sur les pieds et d'étirer au maximum la colonne vertébrale.

ATTENTION !

Si vous avez des problèmes de dos, gardez les genoux fléchis pendant tout l'exercice ou optez pour la variante (page ci-contre).

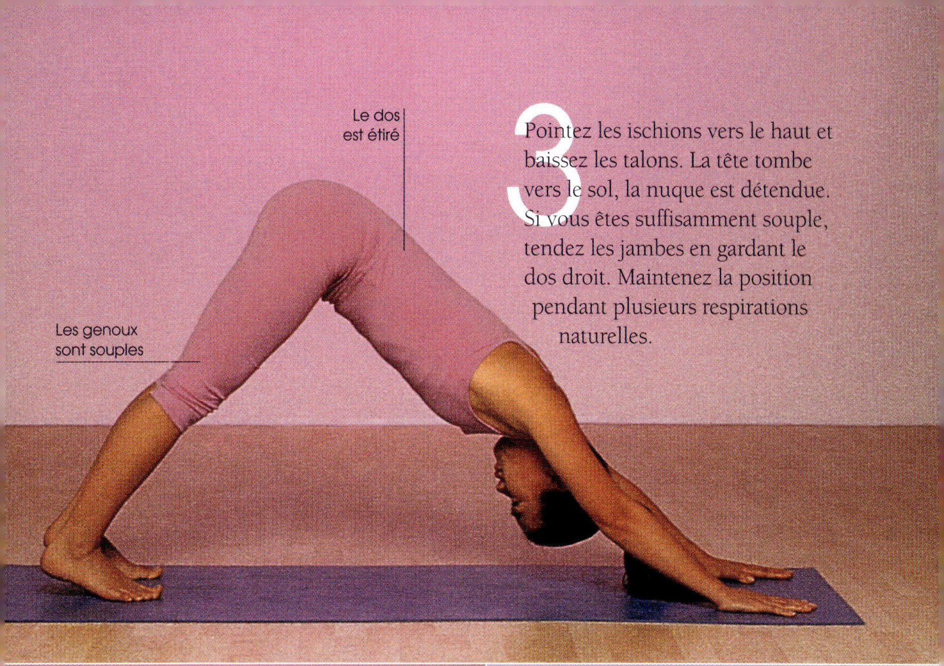

3 Pointez les ischions vers le haut et baissez les talons. La tête tombe vers le sol, la nuque est détendue. Si vous êtes suffisamment souple, tendez les jambes en gardant le dos droit. Maintenez la position pendant plusieurs respirations naturelles.

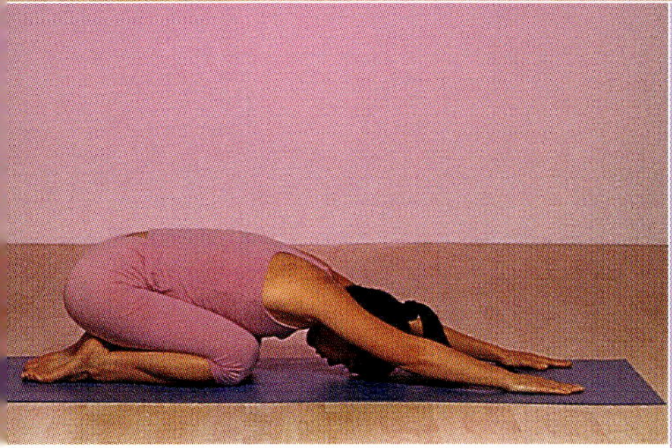

4 Expirez et ramenez les genoux sur le sol. Puis, sans déplacer les mains, asseyez-vous sur les talons dans la posture du lièvre (p. 81). Relâchez les bras et maintenez la position pendant plusieurs respirations.

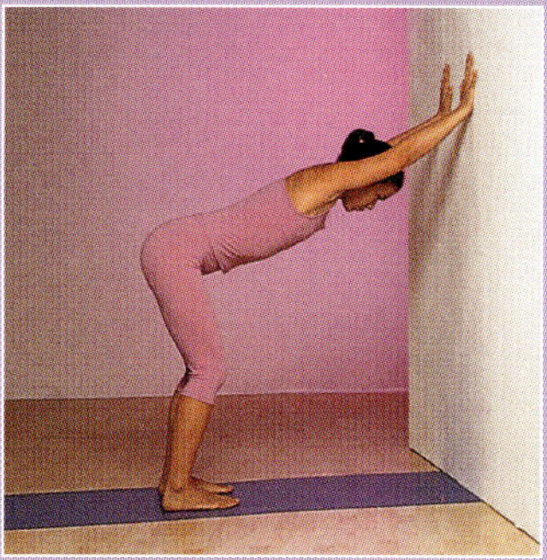

VARIANTE

Si votre tension artérielle est élevée ou si vous avez un glaucome ou un décollement de rétine, posez les mains à plat contre un mur.

le cobra

Cette posture étire la colonne vertébrale et l'avant du corps, et tonifie les muscles du dos. Elle ouvre la poitrine, stimule le diaphragme et élimine les tensions dans les épaules.

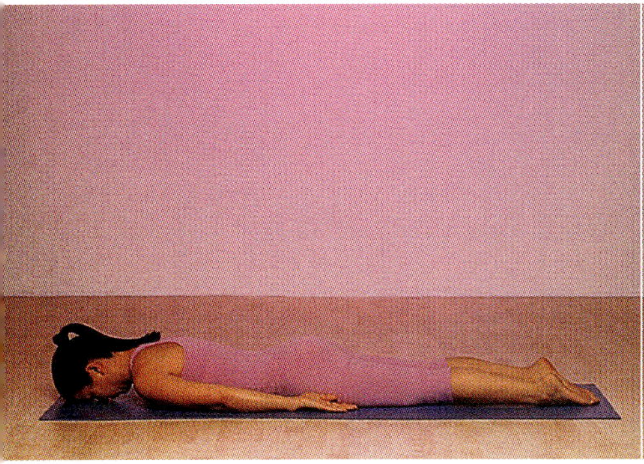

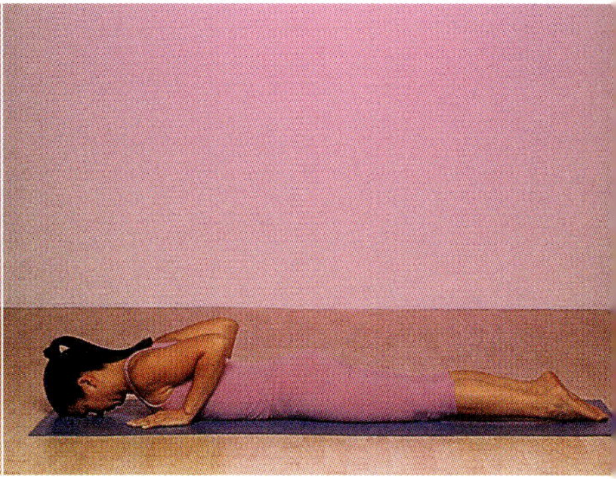

1 Vous êtes allongé sur le ventre, le front au sol, les pieds écartés de la largeur du bassin, les bras le long du corps et les paumes tournées vers le plafond. Tirez les pointes des pieds.

2 Amenez les mains sous les épaules, écartez les doigts et pointez les majeurs vers l'avant. Les coudes sont collés au corps. Le coccyx est tiré vers le bas et les épaules vers l'arrière.

ATTENTION !

• Si vous avez des problèmes de dos, cet exercice vous est fortement déconseillé. • Si vous avez de l'arthrite dans la nuque, ne levez pas la tête (étape 3), mais gardez-la dans l'alignement de la colonne vertébrale.

3 Inspirez, puis redressez-vous en décollant tout d'abord le front, le nez, le menton, puis les épaules et enfin la poitrine. Contractez les muscles du dos pour tirer le buste en arrière. Concentrez-vous afin de garder la poitrine décollée du sol et étirer l'avant du buste et la colonne vertébrale. Respirez calmement.

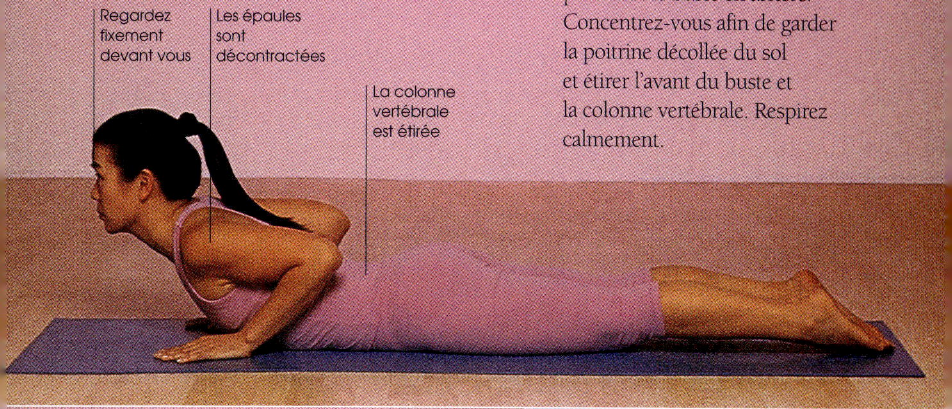
Regardez fixement devant vous
Les épaules sont décontractées
La colonne vertébrale est étirée

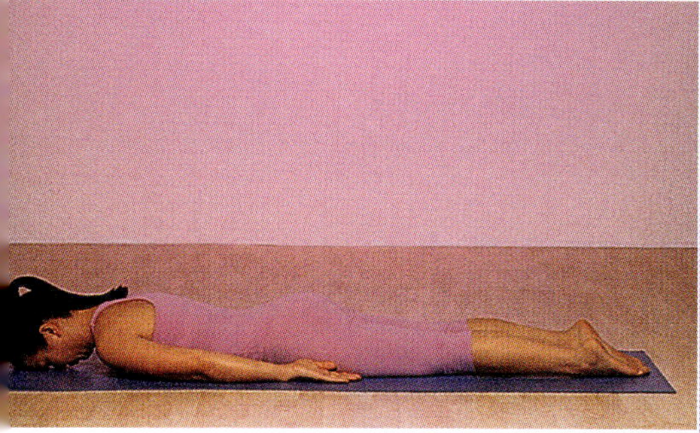

4 Revenez en position initiale et reposez-vous quelques instants en gardant le front collé au sol, les bras le long du corps et les paumes tournées vers le plafond. Répétez l'exercice une ou deux fois, puis restez allongé.

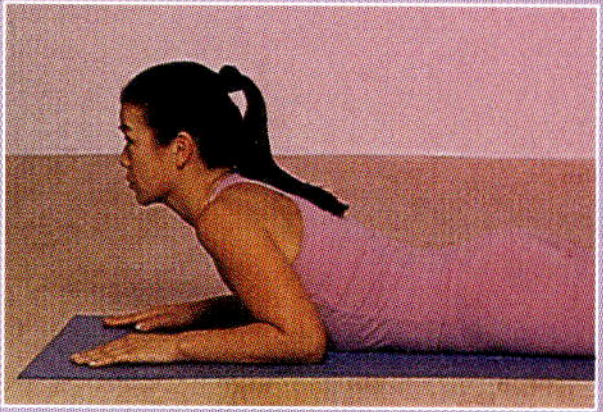

VARIANTE

Si vos épaules manquent de souplesse ou si vous avez une cyphose, posez les mains à côté de votre visage et gardez les avant-bras collés au sol lorsque vous levez le haut du corps.

la sauterelle

Cette posture tonifie les muscles du dos – notamment ceux de la région lombaire –, étire toutes les parties du corps et stimule l'activité cérébrale. Concentrez-vous sur votre respiration.

1 Vous êtes allongé sur le ventre, le front au sol, les pieds légèrement écartés et les bras le long du corps. Respirez naturellement et détendez-vous.

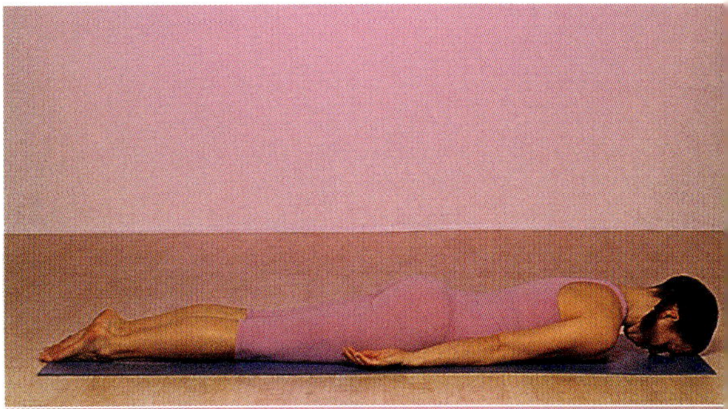

2 Expirez, tirez les pointes des pieds et simultanément levez et tirez les bras vers l'arrière comme un oiseau qui déploie ses ailes. Le front reste au sol.

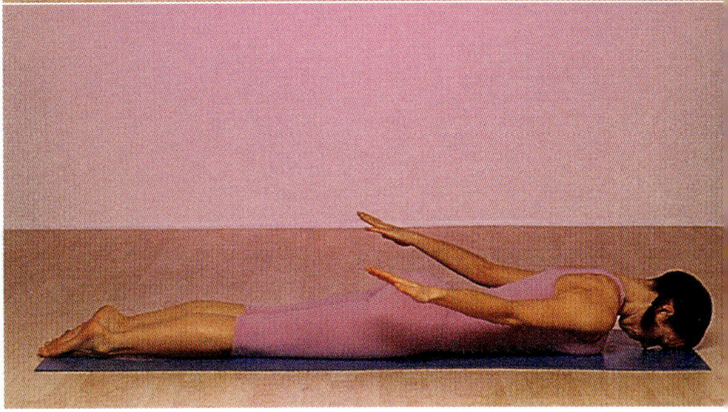

3

Inspirez et glissez le nez et le menton sur le sol, puis levez la tête et soulevez légèrement le haut du corps. Levez les deux jambes à partir des hanches en contractant les muscles de la région lombaire. Vous sentez un étirement dans tout le corps. Expirez et revenez en position de départ. Répétez l'exercice quatre à six fois de suite.

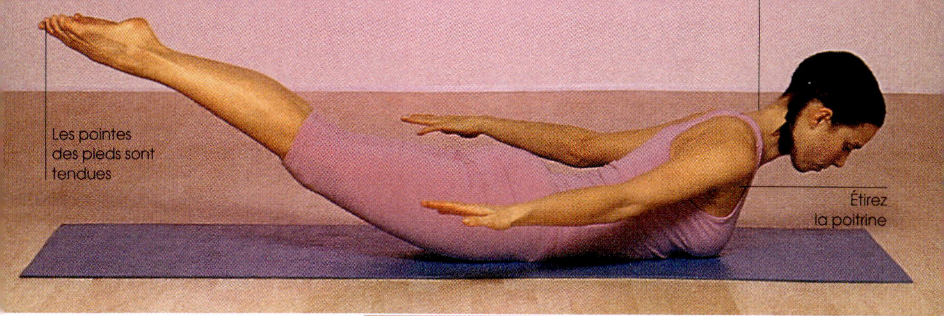

4

Une fois l'exercice terminé, tournez la tête sur un côté et relâchez tout le corps. Vous sentez le bas du dos monter et descendre selon que vous inspirez ou expirez.

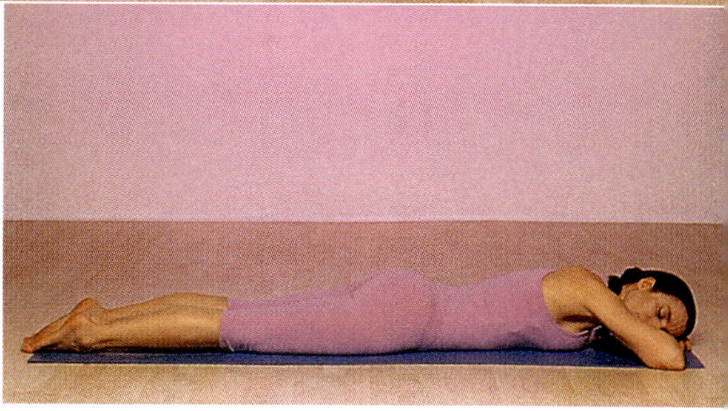

ATTENTION !

Si vous avez un ulcère gastro-duodénal, une hernie ou des problèmes d'articulation au niveau du dos, cette posture vous est fortement déconseillée.

le demi-arc

Cette posture tonique qui stimule les ischio-jambiers et les muscles fléchisseurs des hanches est un excellent préambule à la posture de l'arc.

1 Vous êtes allongé sur le ventre, le front au sol, les pieds légèrement écartés, les bras le long du corps et les paumes tournées vers le plafond.

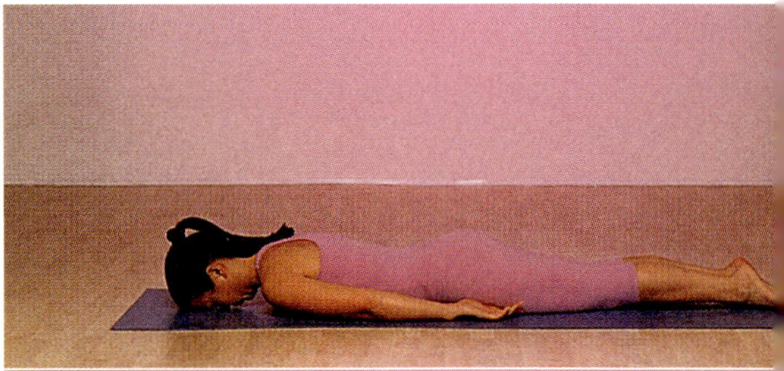

2 Inspirez et tendez le bras droit le long de la tête en pointant les doigts vers l'avant. Le front reste au sol.

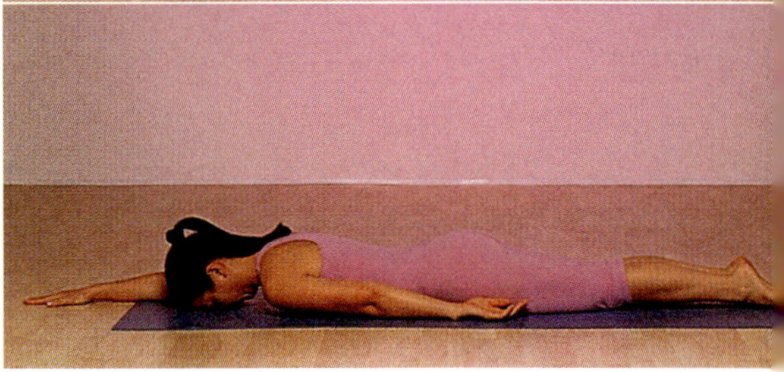

ATTENTION !

- Si votre tension artérielle est élevée, si vous avez une maladie cardiaque ou une hernie, ne tenez pas longtemps la position finale.
- Si vous avez des problèmes de dos, arrêtez en cas de douleur.

3

Expirez, fléchissez la jambe gauche jusqu'à ce que le mollet touche la cuisse. Appuyez sur la cheville avec la main gauche. Le front reste toujours au sol.

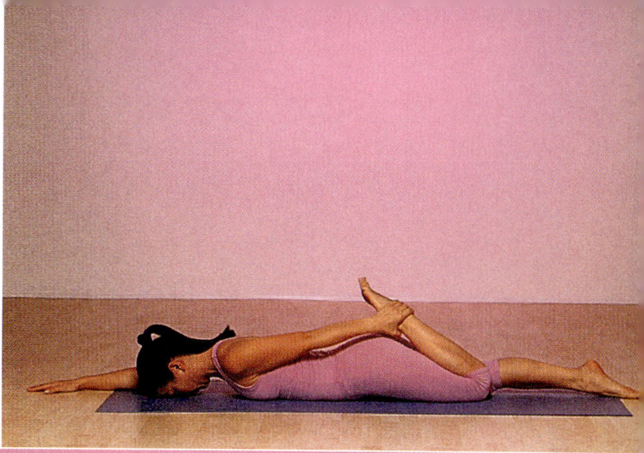

4

Inspirez et décollez la cuisse gauche du sol et le pied gauche de la fesse. En même temps, décollez le bras droit, la poitrine et la tête du sol. Expirez. Tenez la position aussi longtemps que possible en respirant profondément. Expirez et revenez en position initiale. Répétez l'exercice en changeant de côté.

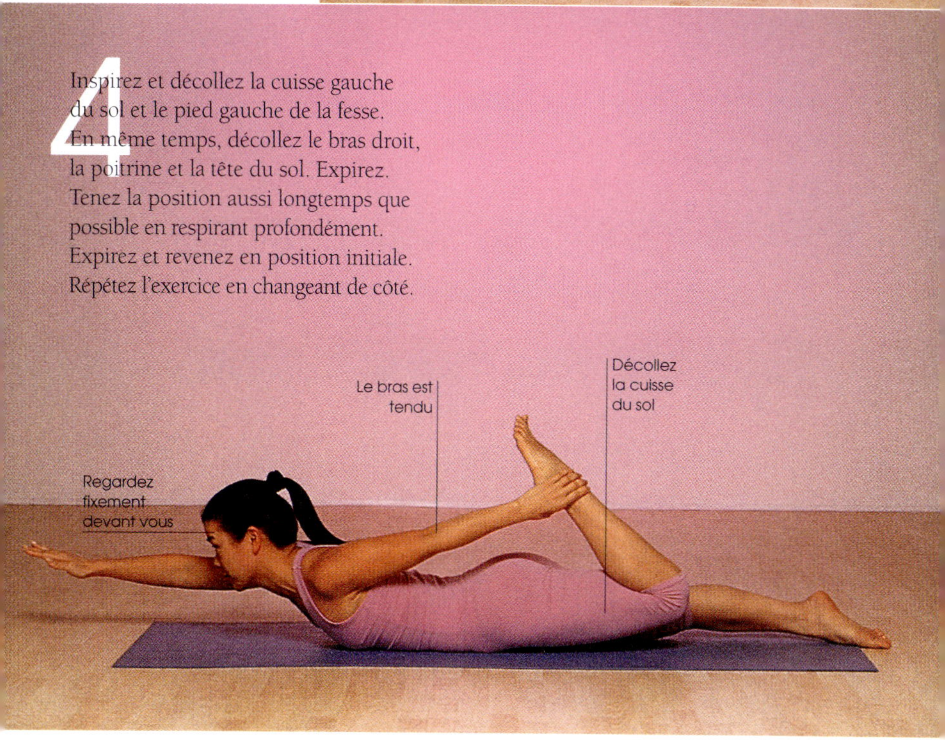
Le bras est tendu
Décollez la cuisse du sol
Regardez fixement devant vous

l'arc

Cette posture stimule et tonifie les abdominaux et les muscles du dos. Elle étire la colonne vertébrale, ouvre la poitrine, favorise la respiration profonde et procure un profond bien-être.

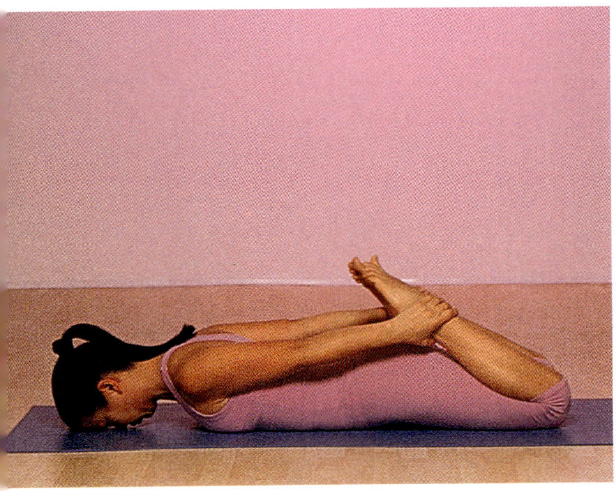

1 Vous êtes allongé sur le ventre, les pieds joints, les jambes serrées, les bras le long du corps et les paumes tournées vers le haut. Posez le front sur le sol. Expirez et fléchissez les genoux afin que les mollets touchent les cuisses. En même temps, tendez les bras vers l'arrière et attrapez les chevilles avec les mains.

ATTENTION !

Si votre tension artérielle est élevée, si vous avez une maladie de cœur, une hernie ou des problèmes de dos, contentez-vous de faire la posture du demi-arc (p. 58).

2 Inspirez, décollez les pieds et éloignez-les le plus possible des fesses, puis, en gardant les bras tendus, tirez les épaules en arrière et décollez en même temps les cuisses, la poitrine et la tête du sol. Expirez et tenez la position. Inspirez et levez les pieds un peu plus haut. Tenez la position en respirant profondément.

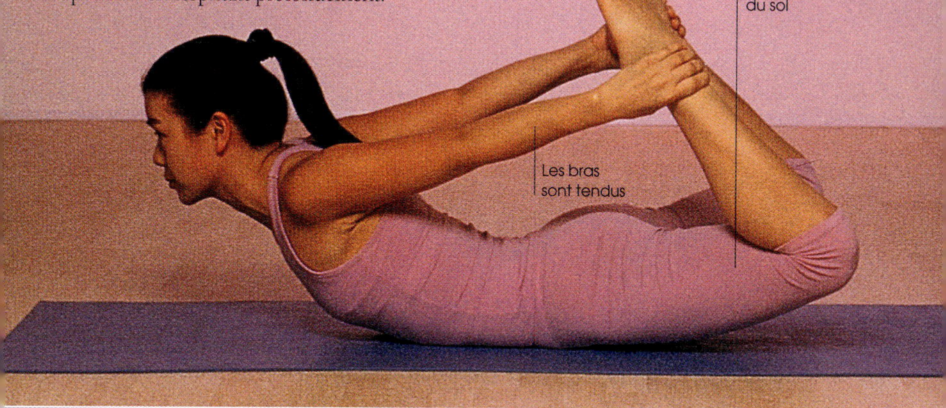
Décollez les pieds des fesses
Décollez les cuisses du sol
Les bras sont tendus

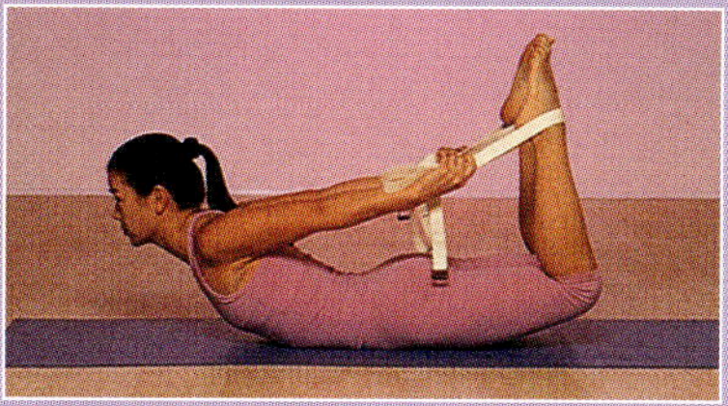

VARIANTE

Si vous ne pouvez pas attraper vos chevilles avec les mains, utilisez une ceinture. Mettez-la autour de vos chevilles et saisissez chacune des extrémités. Soulevez la poitrine et tirez les pieds vers l'arrière.

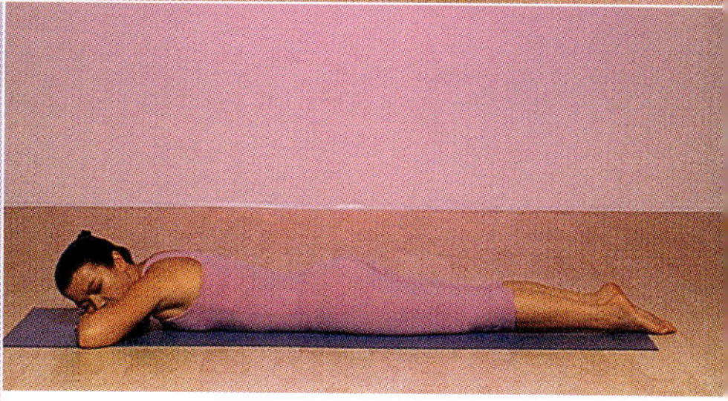

3 Expirez et revenez en position initiale. Pliez les bras, tournez la tête et posez-la sur les mains. Détendez-vous en respirant naturellement.

la salutation au soleil

Cet enchaînement dynamique apporte énergie et vitalité à tout l'organisme. Les mouvements doivent être coordonnés à la respiration. Recommencez en changeant de côté.

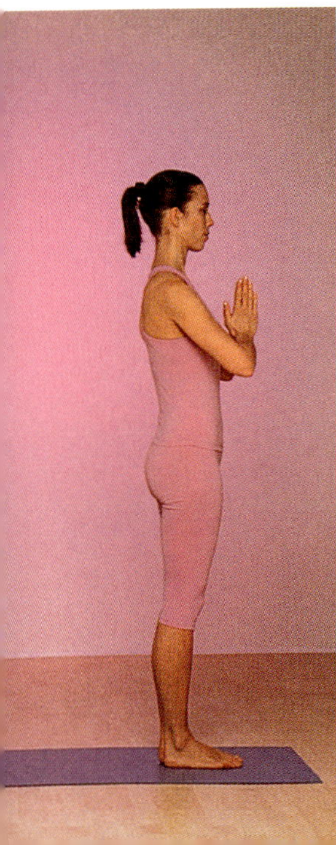

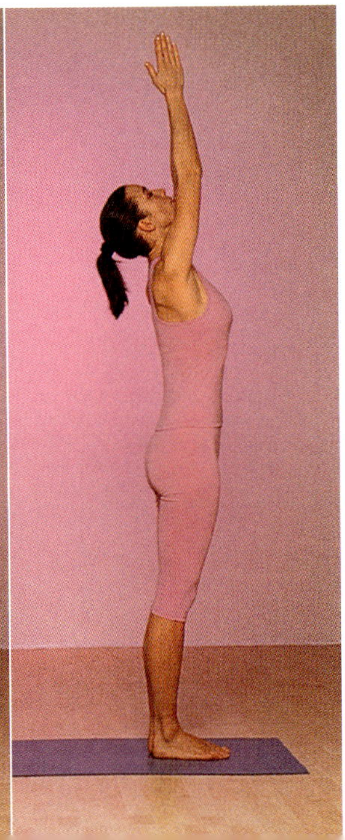

1 Vous êtes debout, le dos droit, les pieds serrés et les mains jointes sur la poitrine. Regardez fixement devant vous. Concentrez-vous et inspirez profondément.

2 Sur l'inspiration, ouvrez les mains, tendez les bras à l'horizontale, puis montez-les à la verticale au-dessus de la tête. Joignez les mains et bombez le torse. Ouvrez la poitrine et levez la tête pour regarder vos mains. La tête ne doit pas partir en arrière et les épaules doivent être décontractées.

Expirez, puis penchez-vous en avant à partir des hanches pour prendre la posture de la flexion avant (p. 44). Les genoux sont fléchis. Attrapez chaque coude avec la main opposée. Le torse plonge vers le sol. Maintenez la position pendant trois respirations naturelles.

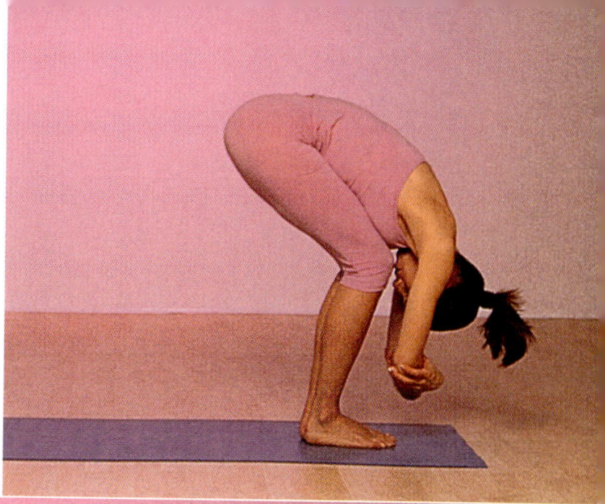

4 Expirez, puis prenez la posture du guerrier – extension en fente pieds fixes (p. 50). Faites un grand pas en arrière avec la jambe droite. Le pied est en flexion, les orteils sont pliés. Posez le genou droit sur le sol et le haut du buste sur la cuisse gauche sans déplacer les doigts. Avancez le sternum et regardez fixement devant vous. Tenez la position pendant trois ou quatre respirations naturelles. ▶

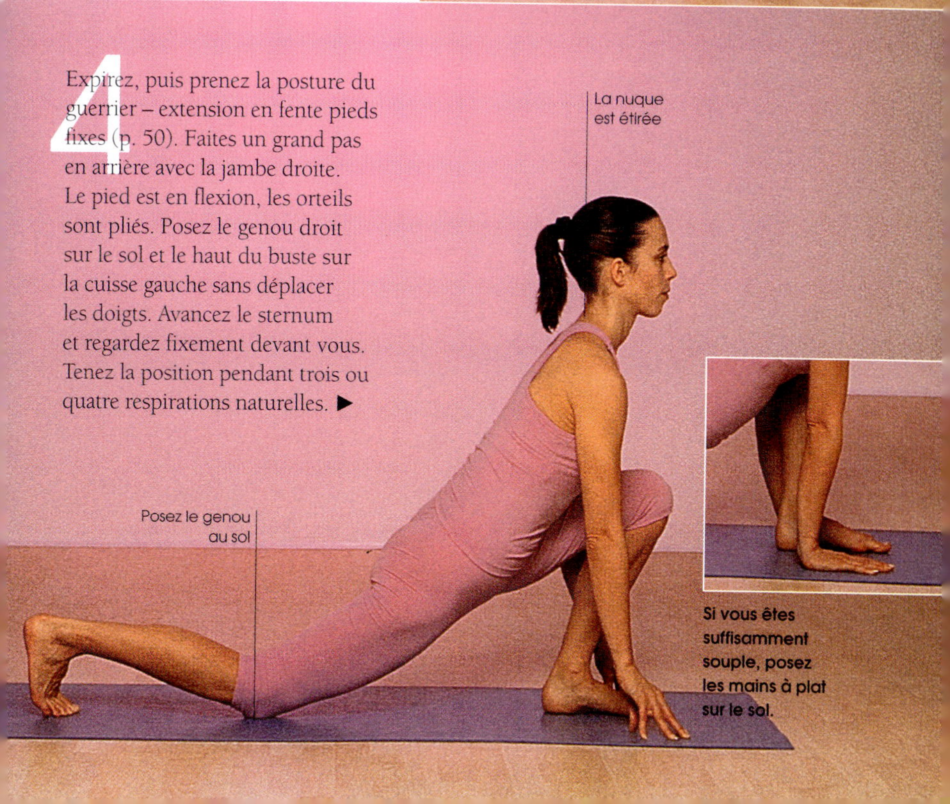

Si vous êtes suffisamment souple, posez les mains à plat sur le sol.

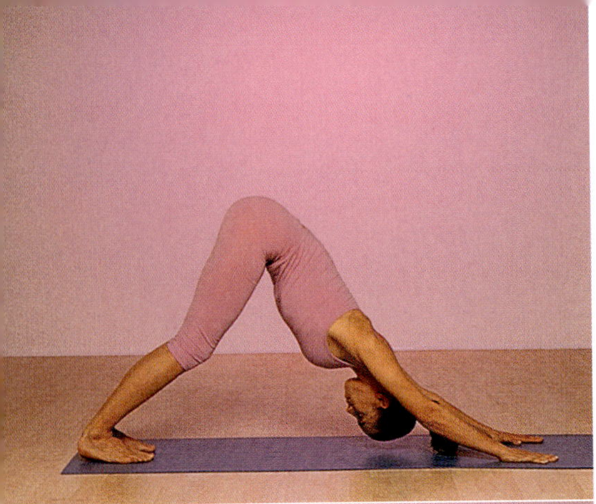

5

Expirez et reculez le pied gauche pour prendre la posture du chien tête en bas (p. 52). Abaissez les talons le plus possible et fléchissez les genoux si nécessaire. La tête tombe vers le sol et la nuque est détendue. Maintenez la position pendant trois ou quatre respirations naturelles.

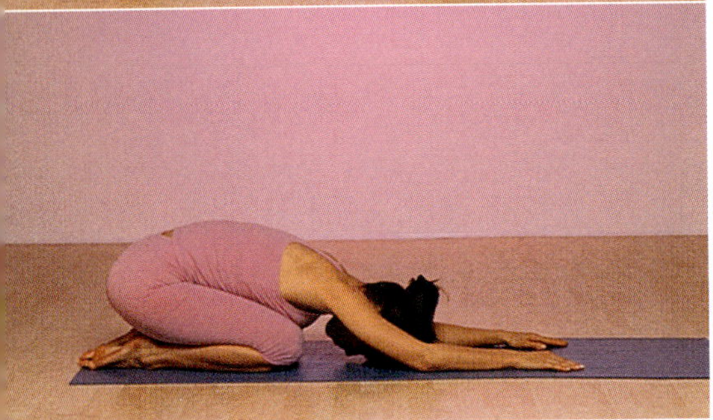

6

Expirez et posez les genoux au sol. Puis, sans déplacer les mains, prenez la position du lièvre (p. 81). Maintenez la position pendant trois ou quatre respirations naturelles.

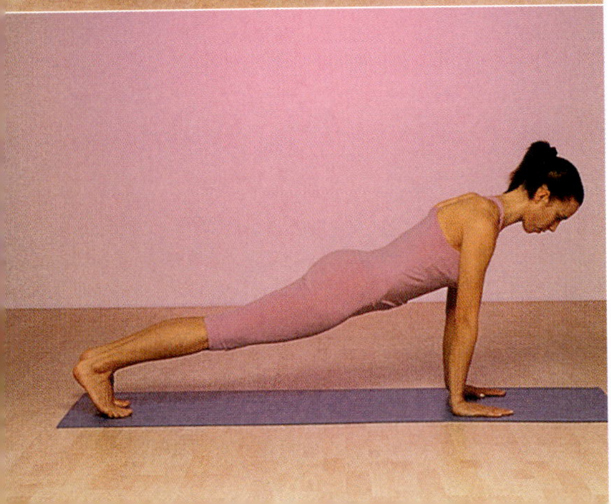

7

Inspirez et décollez les jambes et le buste du sol. Les orteils sont pliés. Les mains sont juste sous les épaules. Les jambes, le buste et la tête sont alignés. Regardez le sol. Maintenez la position quelques instants et expirez.

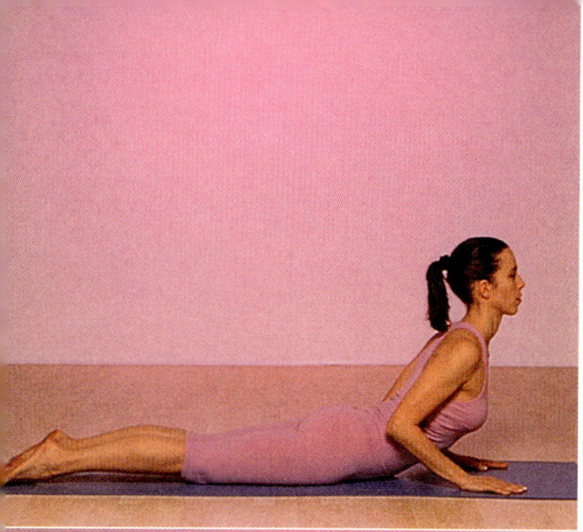

8

Inspirez et prenez la posture du cobra (p. 54). Gardez les mains sous les épaules. Les coudes sont fléchis. Concentrez-vous et amenez la poitrine en avant. Étirez l'avant du corps et la colonne vertébrale.

9

Expirez, prenez appui sur les pieds et repassez dans la posture du chien tête en bas. Si nécessaire, gardez les genoux fléchis. La tête tombe vers le sol. Poussez sur les mains. Maintenez la position pendant trois ou quatre respirations naturelles. ►

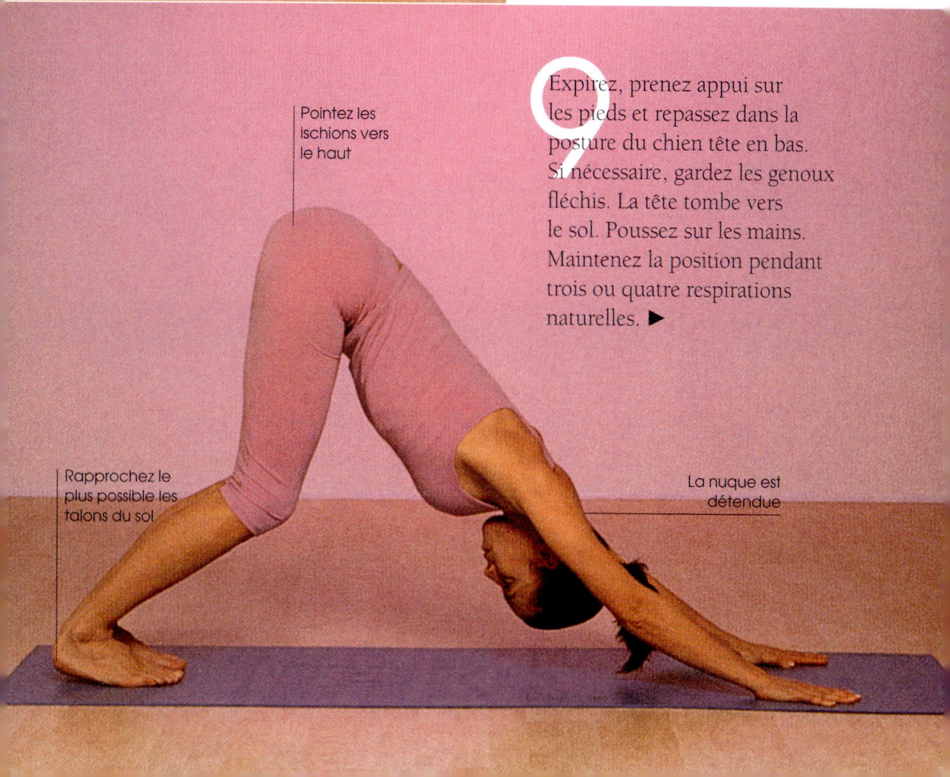
Pointez les ischions vers le haut
Rapprochez le plus possible les talons du sol
La nuque est détendue

10

Inspirez et amenez le pied gauche entre vos mains dans la posture du guerrier – extension en fente pieds fixes. Si vous n'avez pas suffisamment de place ou si vous manquez de souplesse, déplacez les mains ou faites deux pas. Maintenez la position pendant trois ou quatre respirations naturelles.

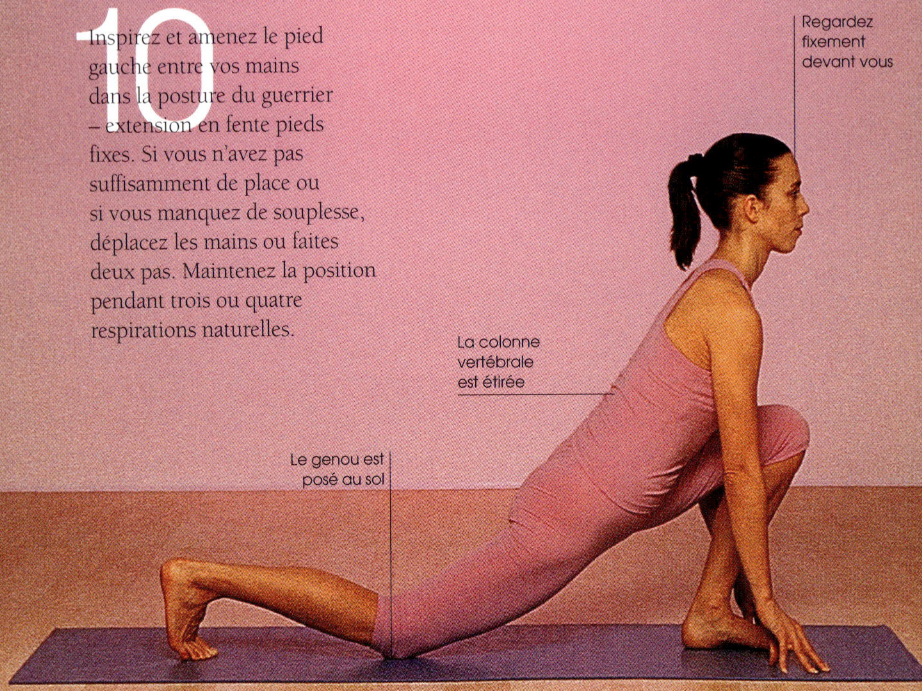
Regardez fixement devant vous
La colonne vertébrale est étirée
Le genou est posé au sol

11

Expirez et avancez le pied droit afin qu'il soit à côté du pied gauche. Repassez dans la posture de la flexion avant. Fléchissez les bras et attrapez chaque coude avec la main opposée. Maintenez la position pendant trois ou quatre respirations naturelles.

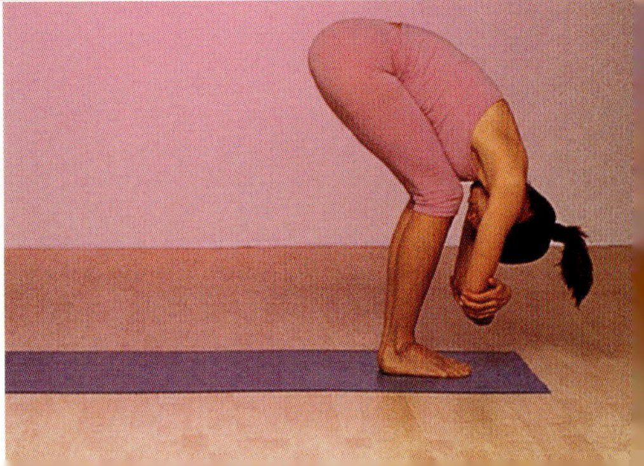

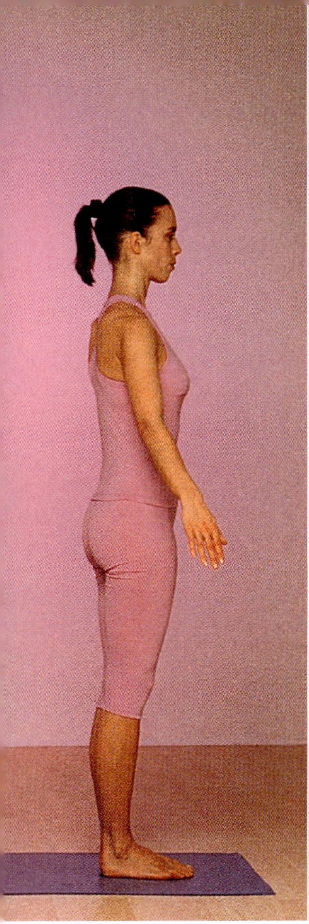

12

Inspirez, redressez lentement le haut du corps en déroulant les vertèbres les unes après les autres. Gardez les genoux fléchis jusqu'à ce que le buste soit droit. Relevez-vous et expirez profondément.

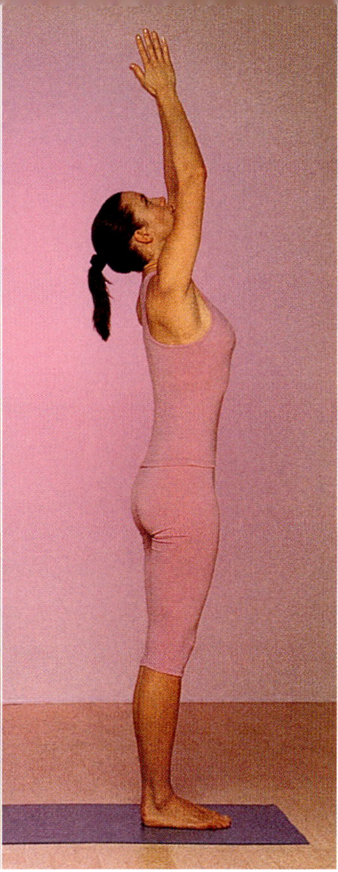

13

Inspirez, levez les bras à l'horizontale sur les côtés, puis à la verticale au-dessus de la tête. Joignez les mains et regardez le bout des doigts. Ouvrez la poitrine sans cambrer le dos.

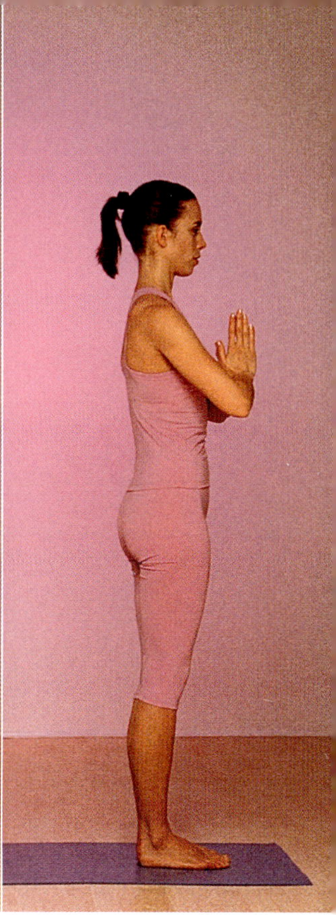

14

Expirez et joignez les mains sur la poitrine. Regardez fixement devant vous et respirez naturellement pendant quelques minutes. Répétez l'enchaînement en changeant de côté.

le pont

Cette puissante flexion arrière qui ouvre la poitrine et élimine les tensions dans la nuque et les épaules, apaise le corps et l'esprit, notamment si les mouvements et les expirations sont coordonnés.

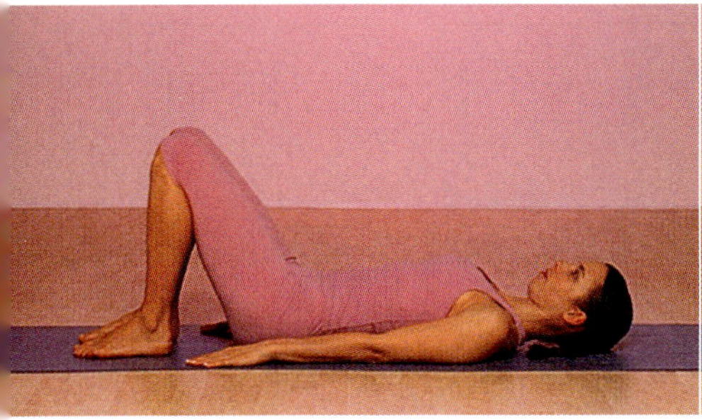

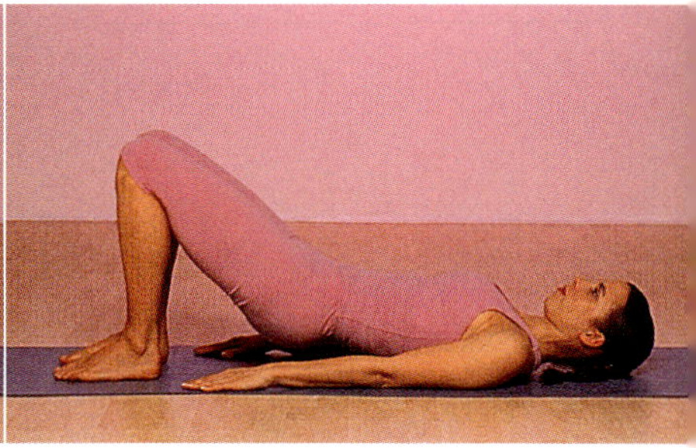

1 Vous êtes allongé sur le dos, les genoux relevés et les pieds écartés de la largeur du bassin. Laissez environ 20 cm entre les hanches et les talons. Les bras sont le long du corps, les paumes à plat sur le sol. Rentrez légèrement le menton et étirez la nuque.

2 Inspirez et étirez le dos. Expirez, enfoncez les pieds dans le sol pour décoller les hanches du sol, puis le bas du dos. Veillez à ce que les pieds soient juste sous les genoux, notamment si vous avez des problèmes de genou.

ATTENTION !
Si vous avez la nuque fragile, veillez à ce qu'elle reste droite pendant toute la posture.

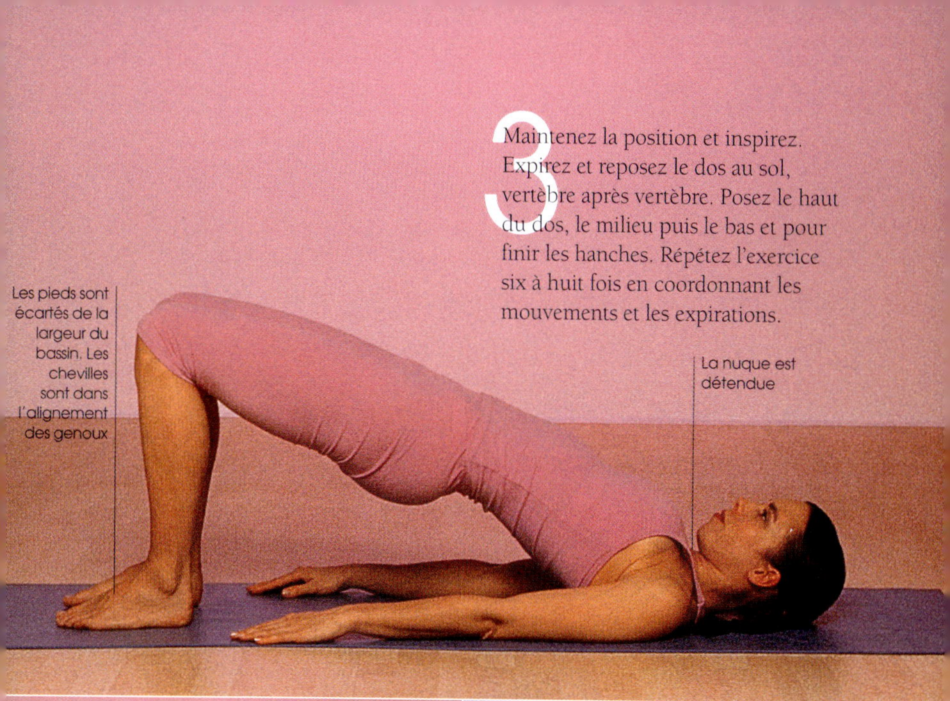
Les pieds sont écartés de la largeur du bassin. Les chevilles sont dans l'alignement des genoux
La nuque est détendue

3 Maintenez la position et inspirez. Expirez et reposez le dos au sol, vertèbre après vertèbre. Posez le haut du dos, le milieu puis le bas et pour finir les hanches. Répétez l'exercice six à huit fois en coordonnant les mouvements et les expirations.

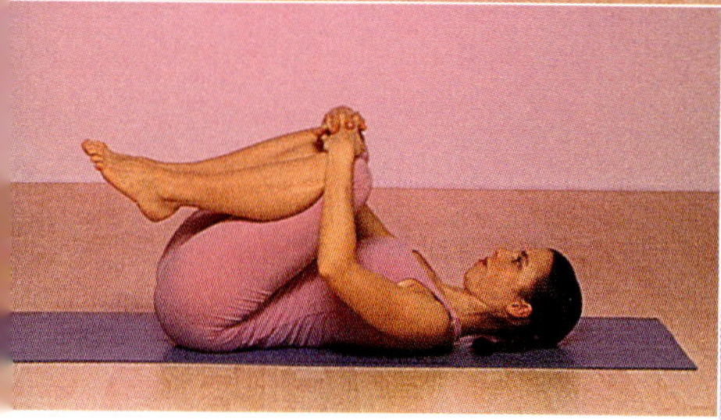

Une fois l'exercice terminé, amenez les genoux sur la poitrine et posez les mains sur les rotules. Les épaules sont détendues. Balancez doucement votre corps de droite à gauche et prenez conscience de ces mouvements.

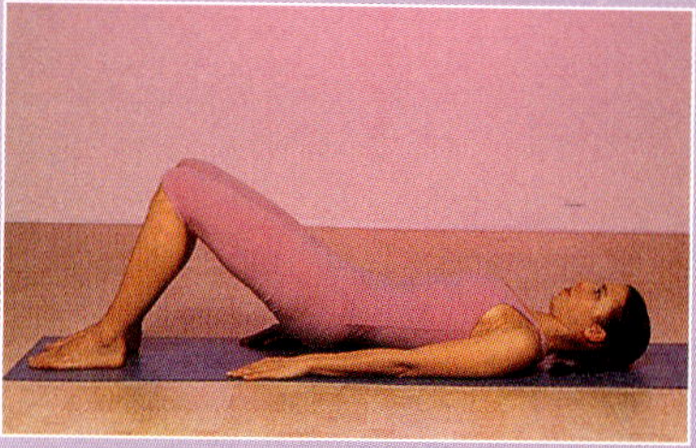

VARIANTE

Si vous avez des problèmes de dos, dans un premier temps, écartez un peu plus les pieds des hanches et décollez seulement le bassin du sol et non le dos entier.

les jambes levées et appuyées au mur

Les postures inversées sont particulièrement réparatrices. Si vous ne savez pas faire la posture sur la tête, contentez-vous de réaliser la posture suivante.

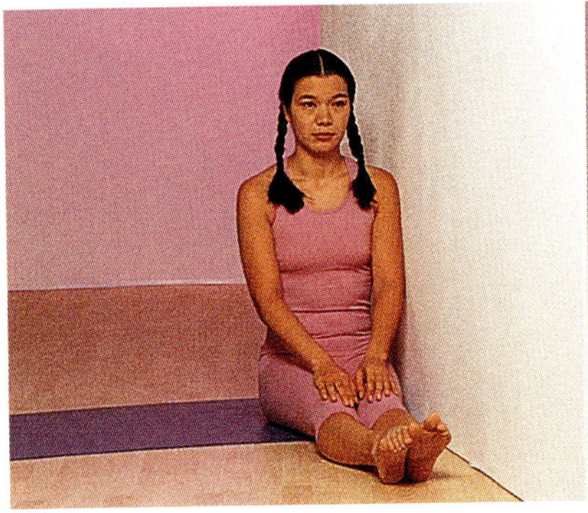

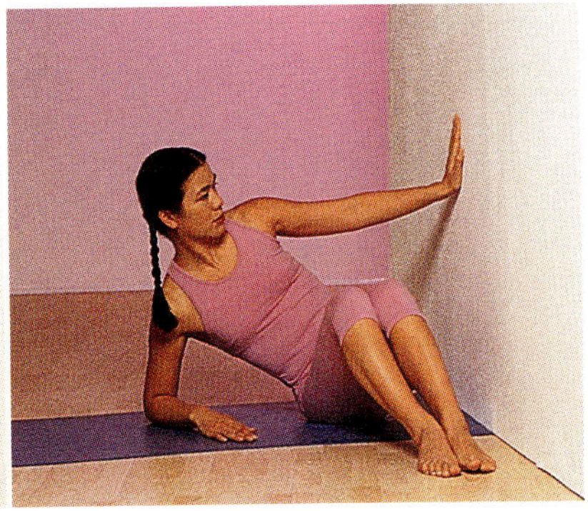

1 Vous êtes assis dos droit, hanche gauche collée au mur et mains à plat sur les cuisses. Respirez, puis glissez les pieds pour les rapprocher des fesses et montez les genoux.

2 Penchez-vous sur le côté droit et prenez appui sur le coude. Posez la main gauche à plat sur le mur. Pivotez le corps à 90° pour amener les jambes et les hanches contre le mur.

ATTENTION !

• Si votre tension artérielle est élevée, cette posture inversée est la seule que vous puissiez réaliser. • Si votre tension artérielle est faible, à la fin des postures inversées, asseyez-vous ou relevez-vous très doucement.

3 Levez les jambes le long du mur, fléchissez les coudes et posez les mains sur votre ventre. Maintenez la position pendant deux ou trois minutes en vous concentrant sur votre respiration.

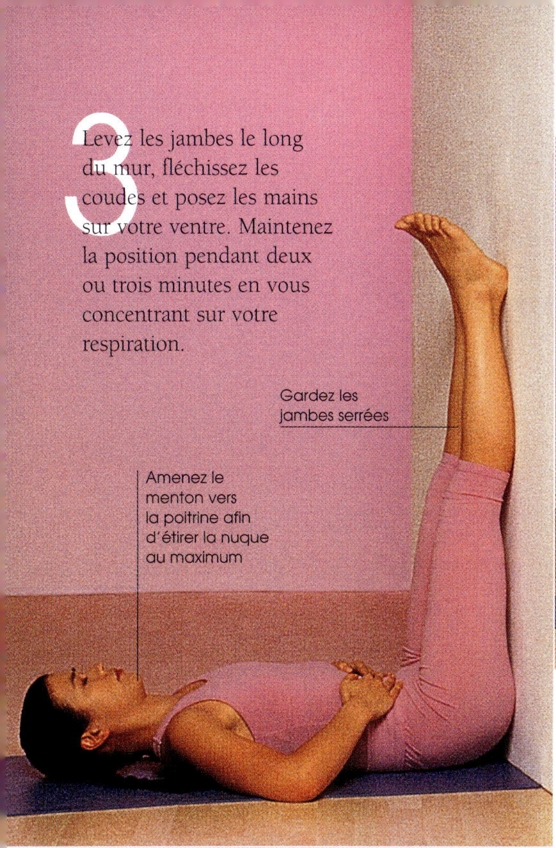

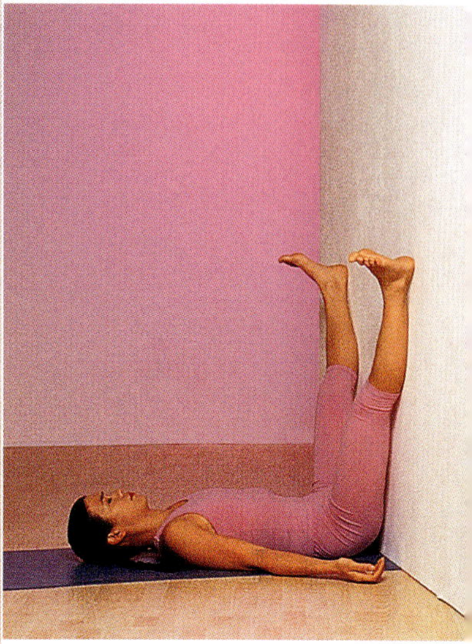

4 Écartez les pieds et tendez les bras le long du corps, paumes ouvertes. Maintenez la position pendant quelques respirations naturelles. Pour revenir en position initiale, ramenez les genoux sur la poitrine et basculez le corps sur un côté. Restez dans cette position quelques minutes, puis passez en position assise. Respirez calmement, puis levez-vous.

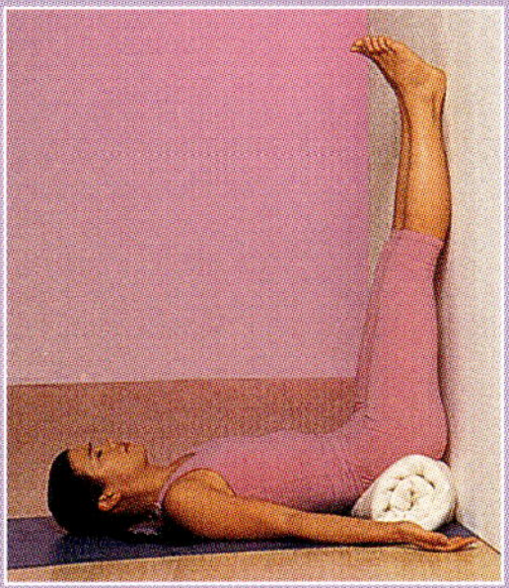

VARIANTE

Si vous avez mal au dos lorsque vous êtes allongé sur le sol, glissez un coussin ou un oreiller sous les hanches.

la demi-chandelle

Cette posture revigorante, plus facile à réaliser que la chandelle, apaise l'esprit et décontracte les jambes et le bas du corps. Si vous êtes novice, appuyez-vous contre un mur afin de réaliser cette posture inversée.

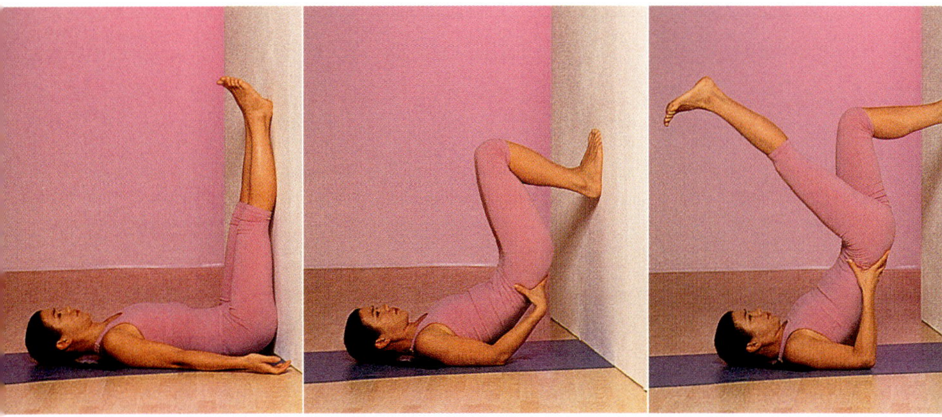

1. Vous êtes assis. Prenez la posture des jambes levées appuyées au mur (p. 70).

2. Les pieds à plat contre le mur, poussez pour décoller les hanches du sol. Placez les mains sur les os iliaques.

3. Montez les talons contre le mur et levez les hanches. Décollez le pied droit et amenez-le au-dessus de la tête.

ATTENTION !

En cas de problèmes physiques, contentez-vous de réaliser la posture des jambes levées appuyées au mur (p. 70).

4 Décollez le pied gauche du mur. La nuque est détendue. Maintenez la position pendant plusieurs respirations naturelles. Amenez doucement le menton vers la poitrine afin d'étirer la nuque au maximum. Respirez normalement et tendez les plantes des pieds vers le plafond. Vous sentez un étirement dans les jambes et la colonne vertébrale.

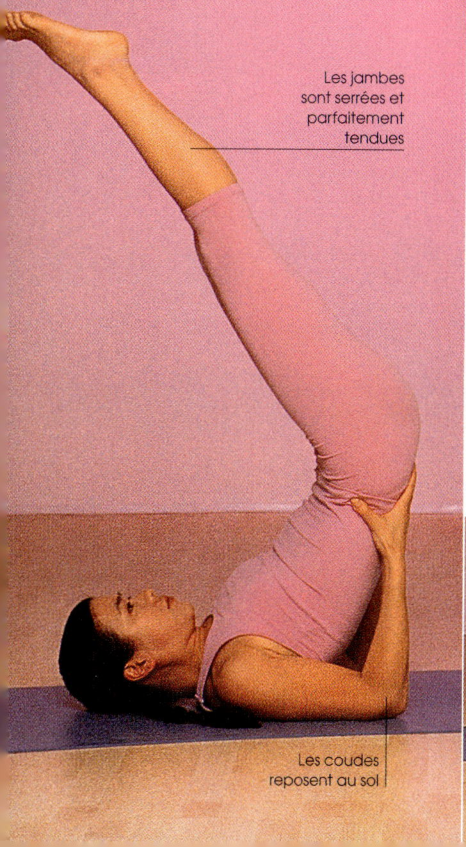
Les jambes sont serrées et parfaitement tendues
Les coudes reposent au sol

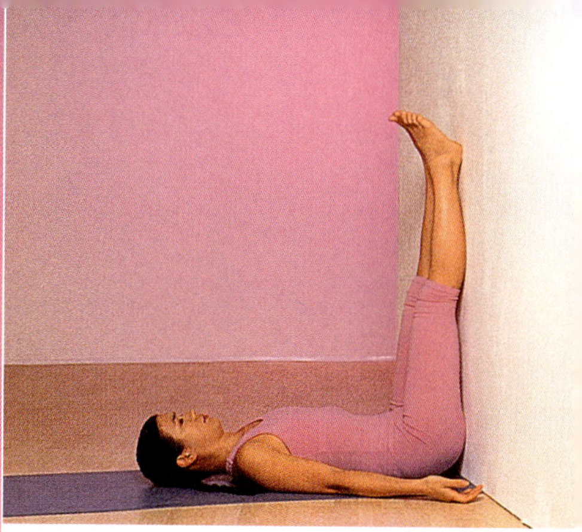

5 Fléchissez le genou droit et posez la plante du pied à plat contre le mur. Faites de même avec la jambe gauche. Revenez lentement en position initiale en gardant les mains sur le bas du dos. Puis tendez les bras le long du corps.

6 Amenez les genoux sur la poitrine et basculez le corps sur le côté droit. Glissez l'avant-bras droit sous votre tête et maintenez la position pendant plusieurs respirations naturelles.

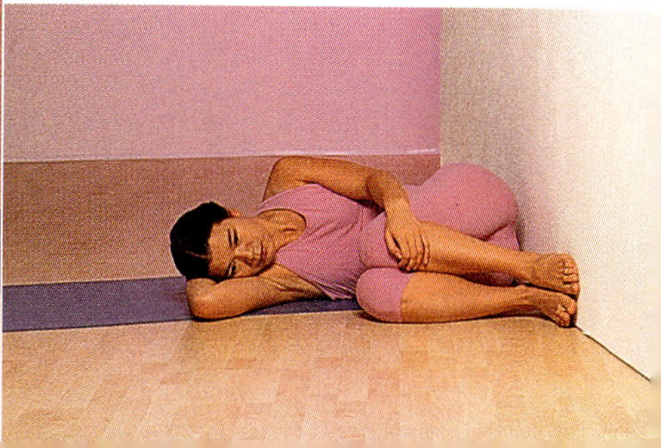

le poisson

Cette posture, qui ouvre la poitrine, les épaules et tonifie les muscles du dos, fournit un excellent complément à la posture de la demi-chandelle (p. 72).

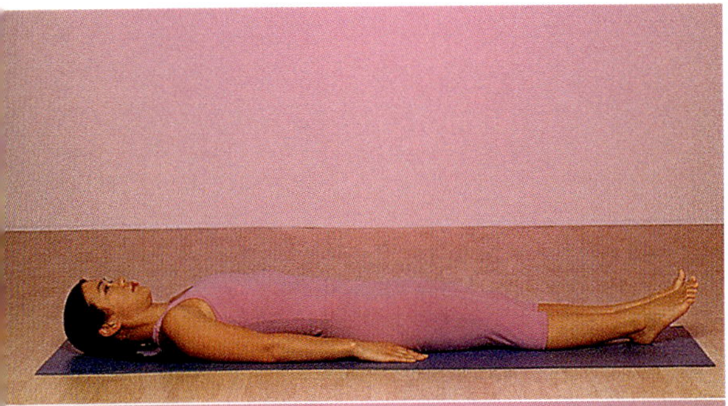

1 Vous êtes allongé sur le dos, jambes tendues et pieds écartés de la largeur du bassin. Les bras sont le long du corps, les paumes posées à plat sur le sol. Regardez en l'air.

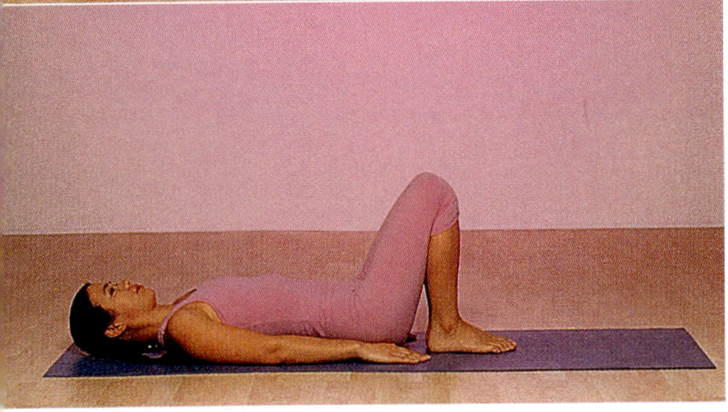

2 Fléchissez les genoux et amenez les pieds le plus près possible des hanches. Rentrez légèrement le menton afin d'étirer la nuque au maximum.

3 Croisez les chevilles et laissez les genoux s'affaisser sur le côté. Les articulations des hanches restent souples et ouvertes. Ne cambrez pas le dos.

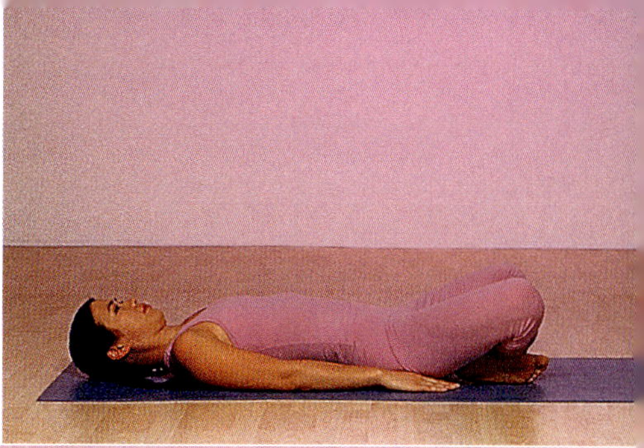

4 Levez les bras et croisez-les sous la tête. Les coudes sont plaqués au sol. Maintenez la position pendant quelques minutes en vous concentrant sur les mouvements de l'abdomen. Décroisez les chevilles et croisez-les à nouveau pendant plusieurs respirations naturelles. Pour revenir en position initiale, serrez les genoux l'un contre l'autre et glissez les pieds sur le sol jusqu'à ce que les jambes soient tendues.

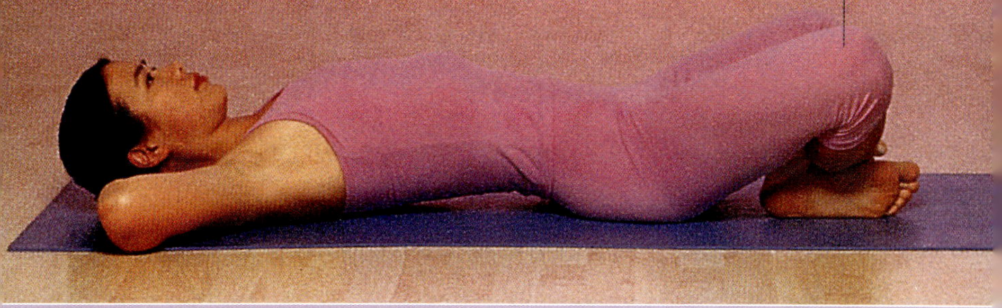

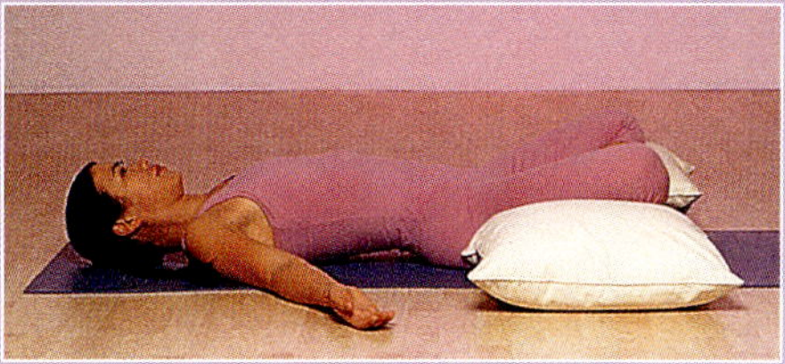

VARIANTE

Si vous avez des douleurs dans la région lombaire ou au niveau des os sacro-iliaques ou si les articulations des hanches manquent de souplesse, glissez un traversin ou un coussin sous une cuisse.

le lion rugissant

Cette posture permet d'évacuer complètement votre stress. Elle élimine les tensions du visage, des mâchoires et de la gorge, et peut être pratiquée dès que vous en éprouvez le besoin, au travail ou chez vous.

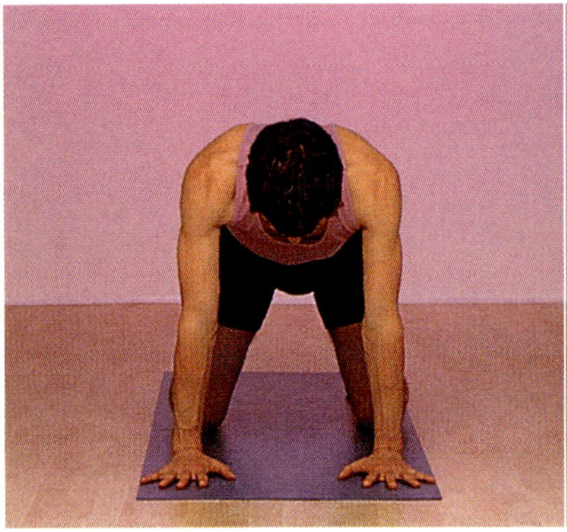

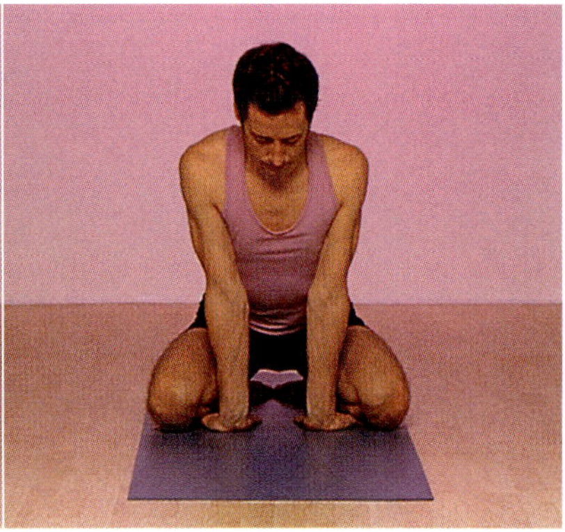

1 Vous êtes à quatre pattes, les mains sous les épaules, les pieds et les genoux écartés de la largeur du bassin. Écartez les doigts. Les majeurs pointent vers l'avant. Regardez le sol.

2 Asseyez-vous sur les talons et écartez les genoux de 45 cm environ tout en gardant les pieds serrés. Posez les mains entre les genoux, puis tournez-les afin que les doigts pointent vers le bassin. Bombez le torse et regardez le sol devant vous.

3 Inspirez profondément, puis expirez en ouvrant grand la bouche. Tirez la langue le plus possible. Ouvrez grand les yeux et regardez en l'air en expirant et en laissant échapper le son « haaaa » sans crier. Le son dure tout le temps de l'expiration. Si vous avez mal à la gorge une fois l'exercice terminé, c'est que vous avez crié trop fort.

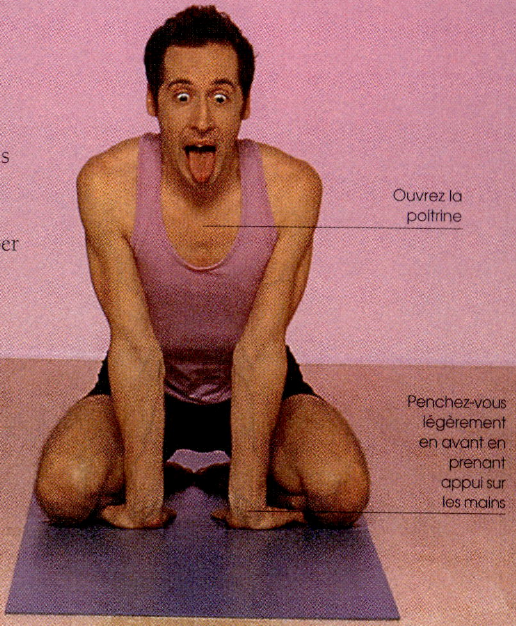
Ouvrez la poitrine
Penchez-vous légèrement en avant en prenant appui sur les mains

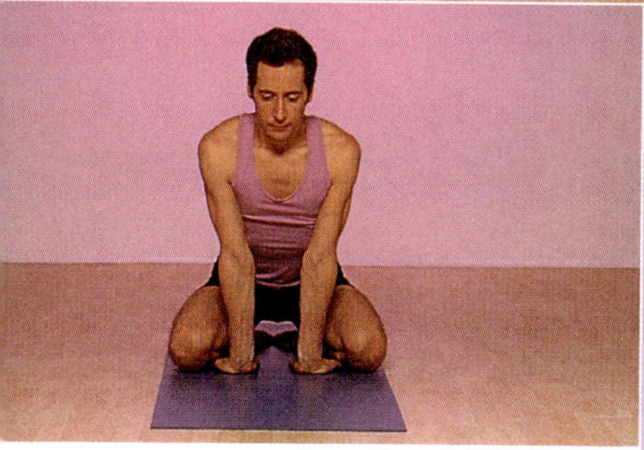

Inspirez, rentrez lentement la langue, relâchez les muscles du visage et fermez la bouche. Respirez naturellement pendant quelques respirations. Répétez l'exercice deux ou trois fois.

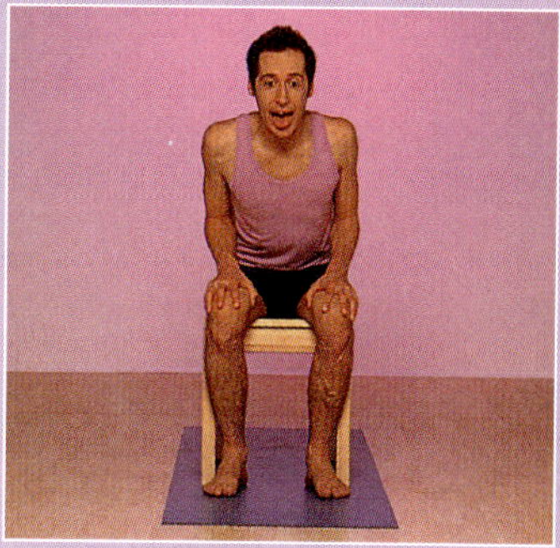

VARIANTE

Si vous avez des douleurs dans les genoux ou les poignets, asseyez-vous sur une chaise. Penchez-vous en avant en gardant les mains sur les cuisses.

le chat

Les mouvements particulièrement lents de cette posture partent du coccyx. Ils tonifient les muscles du dos et éliminent les tensions. Lorsque vous les maîtriserez parfaitement, coordonnez-les avec la respiration.

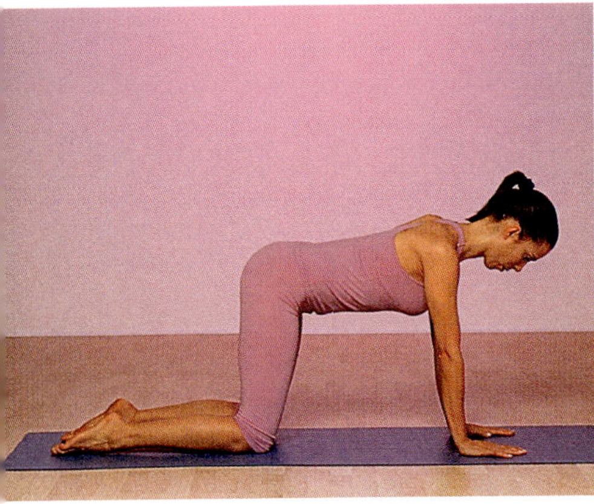

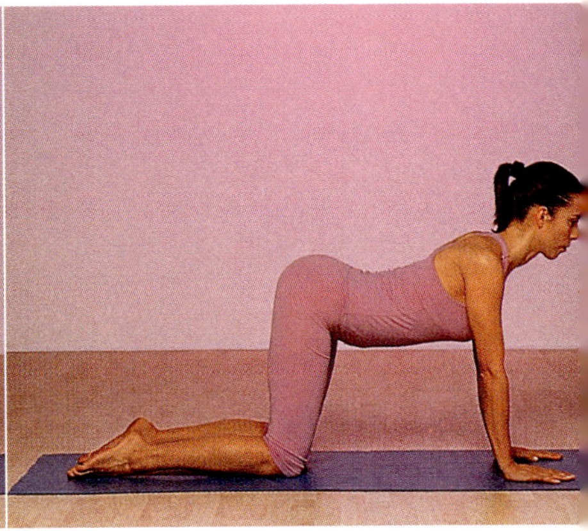

1 Vous êtes à quatre pattes, les mains dans l'alignement des épaules et les genoux sous les hanches. Enfoncez les mains dans le sol afin que les épaules restent immobiles. Regardez par terre.

2 Inspirez et pointez le coccyx vers le haut. Le bas du dos se creuse. Levez un peu plus le coccyx, le milieu du dos se creuse. Continuez le mouvement afin d'agir sur le haut du dos. Regardez devant vous.

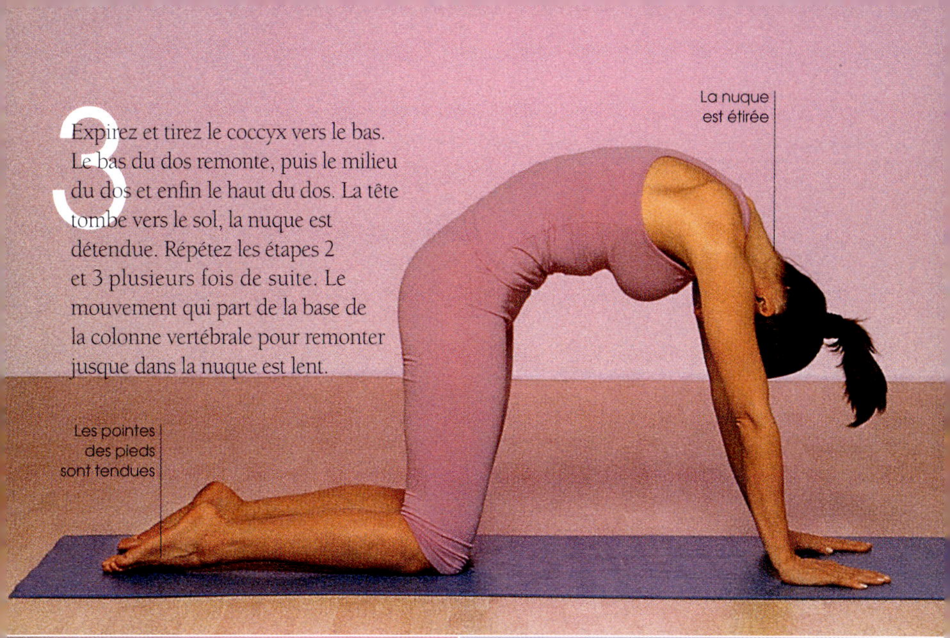
La nuque
est étirée
Les pointes
des pieds
sont tendues

3 Expirez et tirez le coccyx vers le bas. Le bas du dos remonte, puis le milieu du dos et enfin le haut du dos. La tête tombe vers le sol, la nuque est détendue. Répétez les étapes 2 et 3 plusieurs fois de suite. Le mouvement qui part de la base de la colonne vertébrale pour remonter jusque dans la nuque est lent.

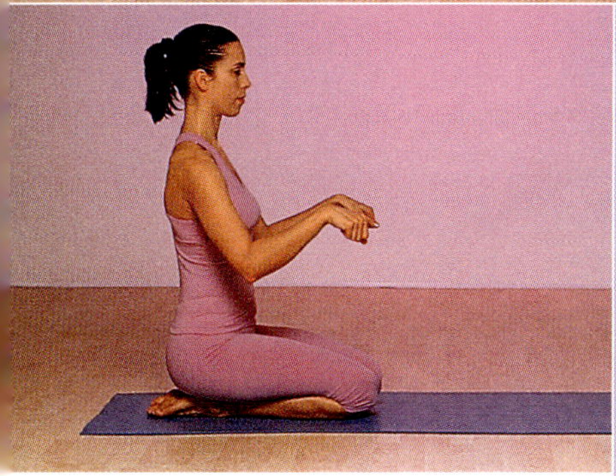

4 Expirez et asseyez-vous sur les talons. Fléchissez les coudes et tendez les avant-bras. Dessinez des cercles avec les poignets de gauche à droite, puis de droite à gauche.

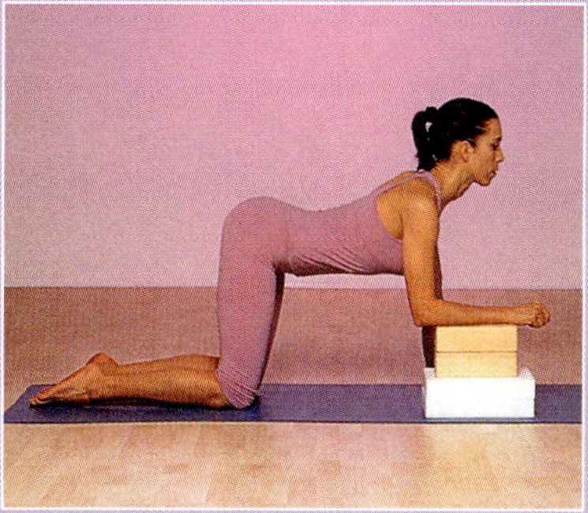

VARIANTE

Si vous avez les poignets fragiles ou si vous avez mal lorsque vous vous appuyez sur les mains, posez les avant-bras sur plusieurs blocs de mousse.

le chat en équilibre

Cette posture dérivée de la posture du chat (p. 78) a la particularité d'étirer le corps en diagonale. Elle développe le sens de l'équilibre et favorise l'acuité et la clarté mentale.

1. Vous êtes à quatre pattes. Regardez par terre. Les doigts sont écartés, la tête dans l'alignement de la colonne vertébrale.

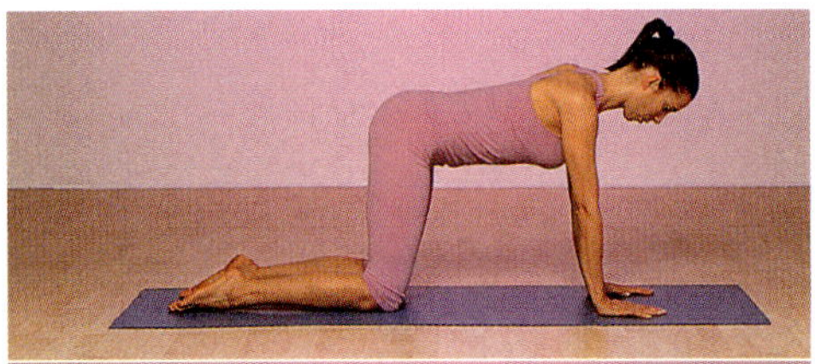

2. Inspirez, levez la jambe gauche et tendez-la en arrière. Ne levez pas la tête afin de ne pas raidir la nuque. Trouvez votre équilibre et maintenez la position.

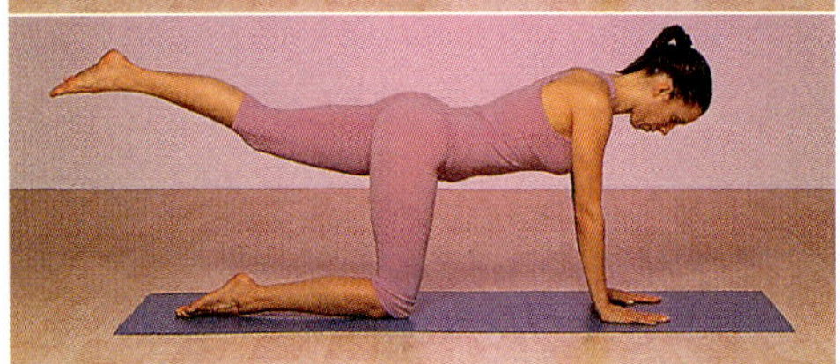

3. Inspirez, levez le bras droit devant vous à hauteur de l'épaule. Étirez en même temps la jambe gauche et le bras droit. Respirez calmement. Revenez lentement en position initiale et répétez l'exercice en levant le bras gauche et la jambe droite.

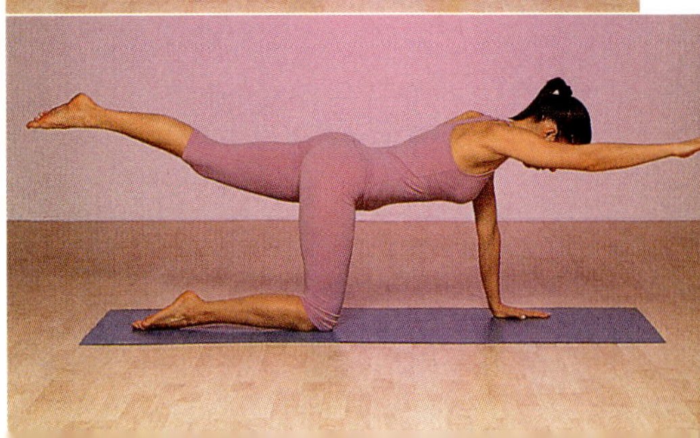

le lièvre

Cette posture étire le dos, les hanches, les genoux et les chevilles. Elle favorise la concentration et apaise le corps et l'esprit. Les débutants peuvent se reporter aux variantes de la posture de l'enfant (p. 83).

Vous êtes assis sur les talons. Regardez fixement devant vous. Ouvrez la poitrine et relâchez les épaules. Les bras sont le long du corps. Grandissez-vous et inspirez.

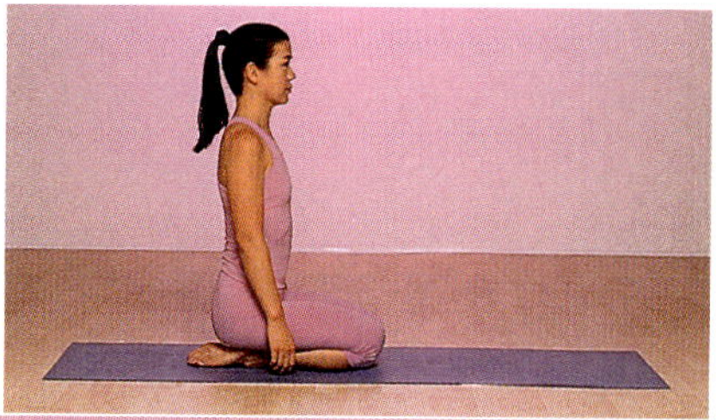

2 Expirez et penchez-vous en avant à partir des hanches. Posez les bras de chaque côté de la tête. Le front est posé au sol. Maintenez la position pendant plusieurs respirations naturelles. Ramenez les mains de chaque côté du bassin, redressez le buste et asseyez-vous sur les talons.

Si vous ressentez des douleurs dans les chevilles, glissez une serviette de toilette roulée dessous.

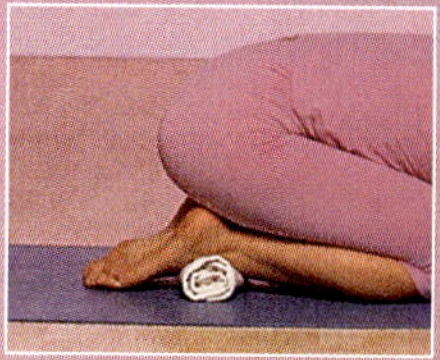

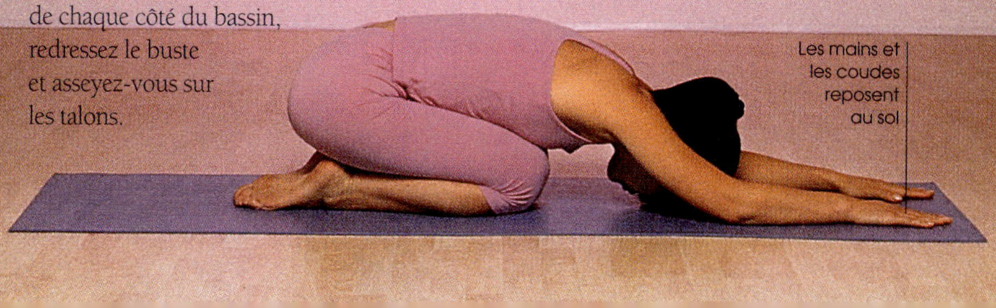

Les mains et les coudes reposent au sol

l'enfant

Cette posture étire doucement la colonne vertébrale, détend les muscles du dos, favorise la concentration et vous aide à prendre conscience de votre respiration afin de la contrôler.

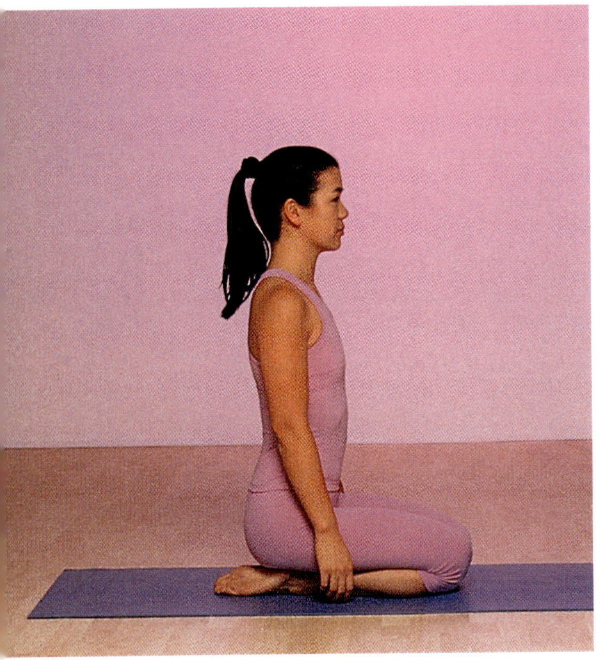

1 Vous êtes assis sur les talons, dos droit. Ouvrez la poitrine et relâchez les épaules. Les bras sont le long du corps. Grandissez-vous et regardez fixement devant vous. Inspirez.

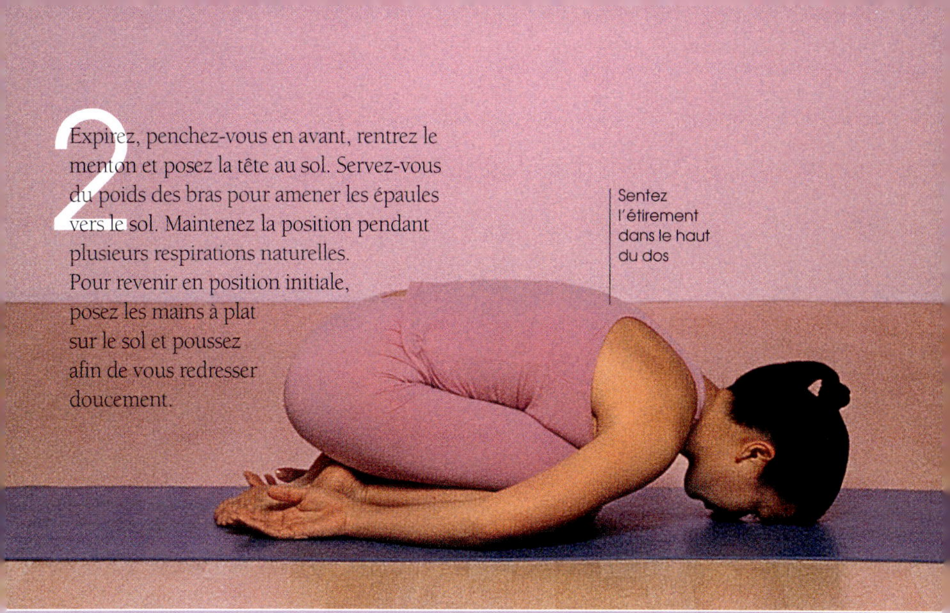

2 Expirez, penchez-vous en avant, rentrez le menton et posez la tête au sol. Servez-vous du poids des bras pour amener les épaules vers le sol. Maintenez la position pendant plusieurs respirations naturelles. Pour revenir en position initiale, posez les mains à plat sur le sol et poussez afin de vous redresser doucement.

Sentez l'étirement dans le haut du dos

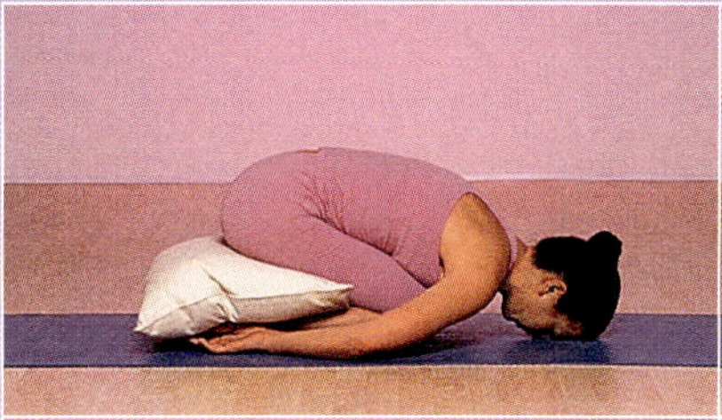

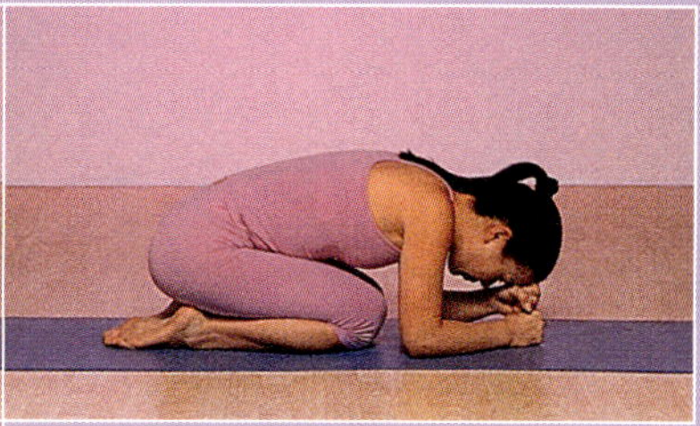

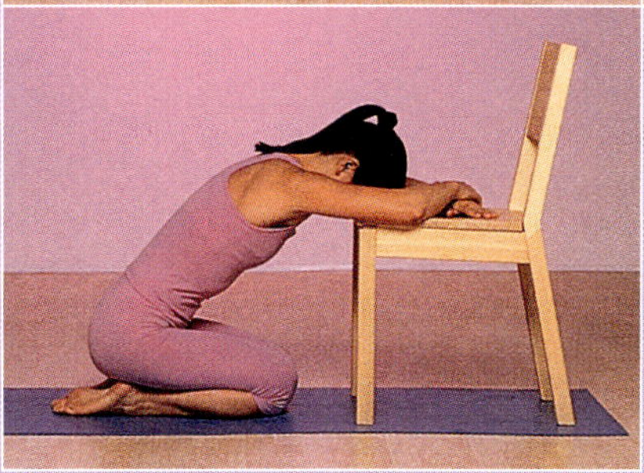

VARIANTES

Si vous avez mal aux genoux, glissez un petit coussin entre les fesses et les talons. S'il vous est difficile de poser la tête au sol, mettez les poings l'un sur l'autre pour soutenir votre tête. Si votre tension artérielle est élevée ou si vous avez des problèmes de dos, posez la tête sur le siège d'une chaise.

la flexion avant en position assise

Cette posture apaise le corps et l'esprit, diminue le stress. Elle assouplit la colonne vertébrale, étire les ischio-jambiers et favorise la concentration, l'acuité et la clarté mentale.

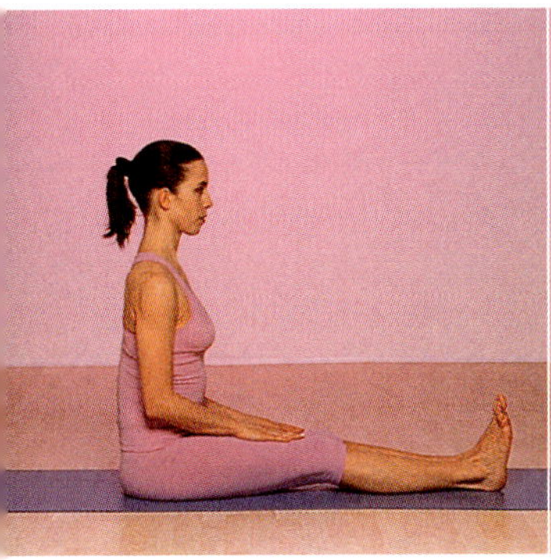

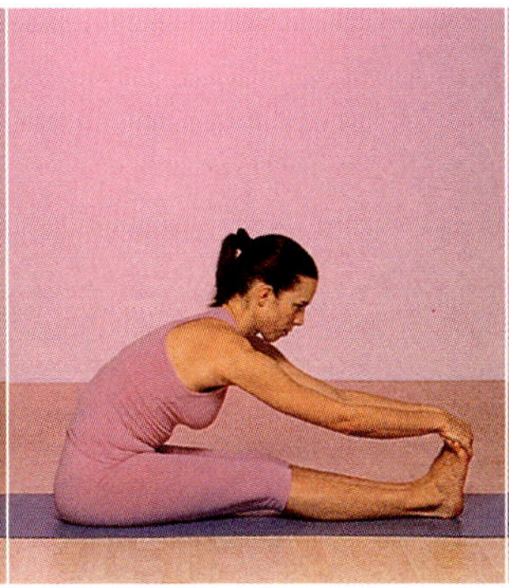

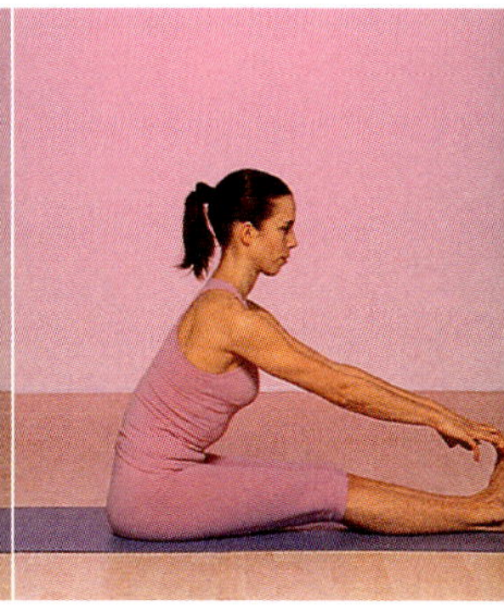

1 Ayez à portée de main un traversin ou un coussin. Vous êtes assis, jambes tendues, pieds joints, mains à plat sur les cuisses. Regardez fixement devant vous et respirez naturellement en vous concentrant.

2 Expirez, ouvrez la poitrine et étirez la colonne vertébrale. Les épaules sont détendues. Penchez-vous en avant à partir des hanches et attrapez vos orteils, vos chevilles ou vos tibias.

3 Inspirez, ouvrez la poitrine et étirez la colonne vertébrale sans lâcher les orteils. Les jambes et les bras sont tendus. Regardez fixement devant vous.

4 Expirez, penchez-vous un peu plus en avant en fléchissant les coudes et en gardant la nuque souple. Posez la tête sur les genoux en arrondissant le dos. Gardez les jambes tendues. Répétez les étapes 3 et 4 pendant quatre à six respirations.

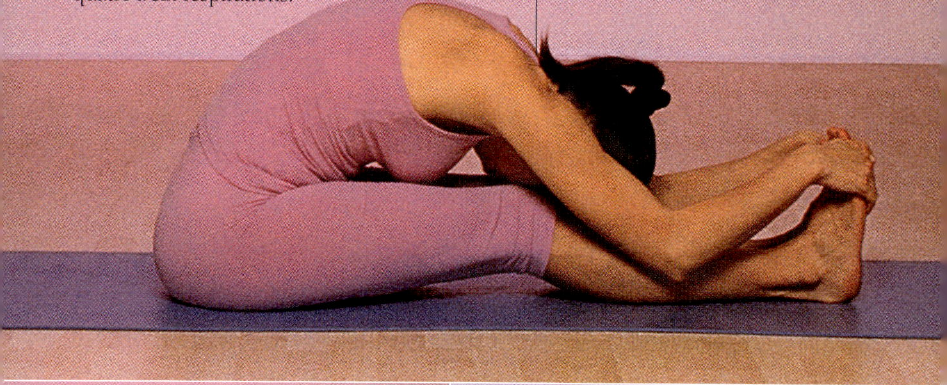

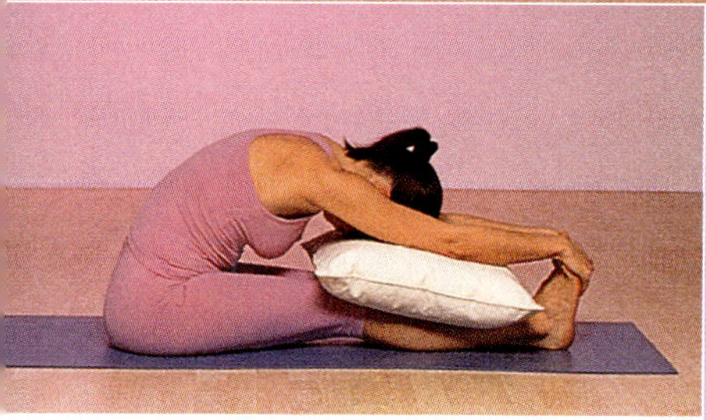

5 Posez un oreiller sur vos jambes. Penchez-vous en avant et posez la tête dessus. Maintenez la position pendant quatre à six respirations naturelles. Concentrez-vous sur l'air qui pénètre et sort de votre corps.

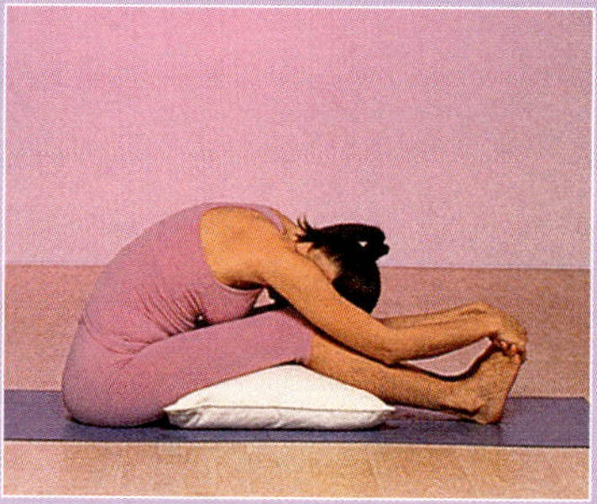

VARIANTE

Si vous avez des problèmes de dos, une hernie ou si vous manquez de souplesse, posez un coussin sous les genoux.

le papillon

Cette posture favorise l'ouverture des hanches et étire la colonne vertébrale vers le haut. La coordination des mouvements sur la respiration vous permet d'éliminer les tensions et d'évacuer le stress.

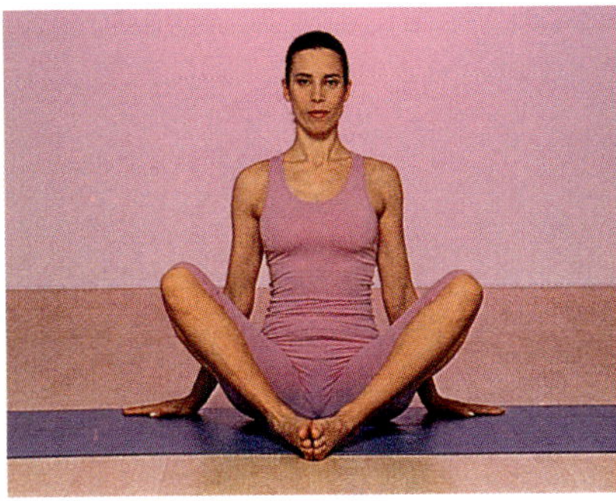

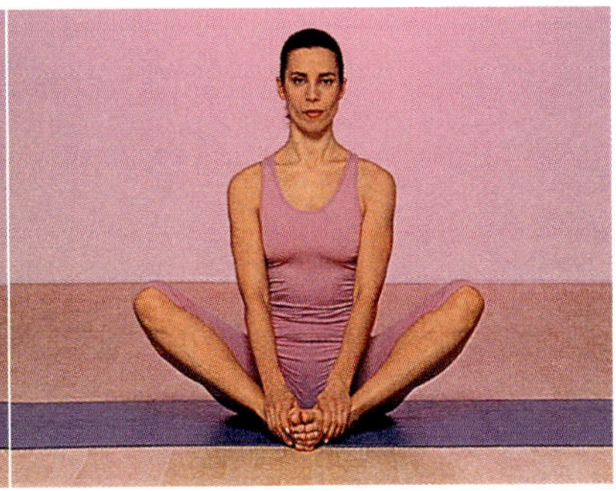

1 Vous êtes assis, jambes tendues. Posez les mains à plat sur le sol de chaque côté du corps et penchez-vous légèrement en arrière. Fléchissez les genoux et joignez les plantes des pieds.

2 Penchez-vous vers l'avant et attrapez les pieds avec les mains. Inspirez, gardez le dos droit, ouvrez la poitrine et étirez la colonne vertébrale. Regardez fixement devant vous.

ATTENTION !

• Si votre dos s'arrondit, asseyez-vous sur un bloc de mousse ou un petit coussin. • Si vous manquez de souplesse au niveau des hanches, placez un coussin sous chaque cuisse.

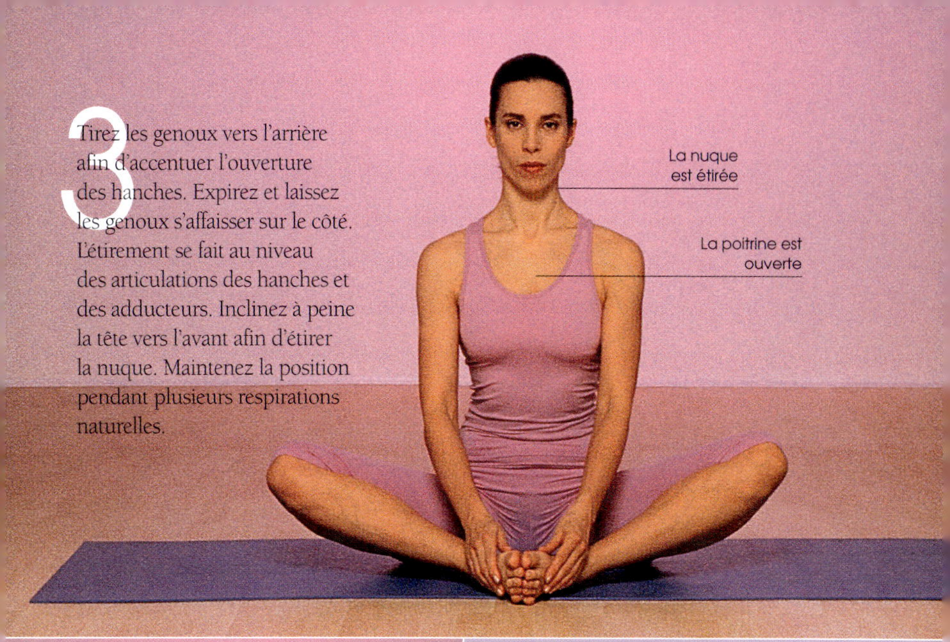

3 Tirez les genoux vers l'arrière afin d'accentuer l'ouverture des hanches. Expirez et laissez les genoux s'affaisser sur le côté. L'étirement se fait au niveau des articulations des hanches et des adducteurs. Inclinez à peine la tête vers l'avant afin d'étirer la nuque. Maintenez la position pendant plusieurs respirations naturelles.

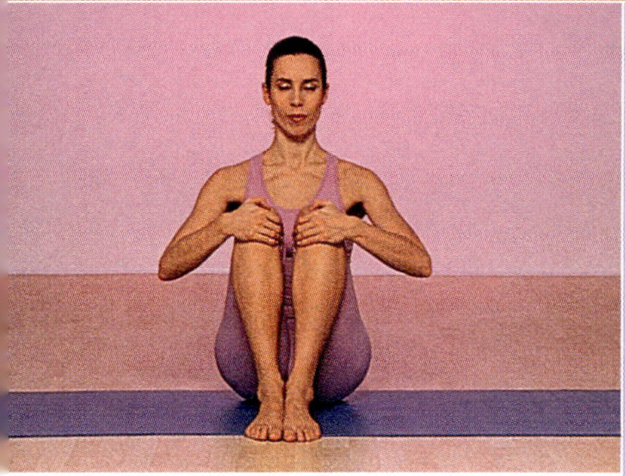

4 Pour revenir en position initiale, resserrez les genoux, posez les plantes des pieds à plat sur le sol et les mains sur les rotules. Balancez les jambes de droite à gauche plusieurs fois de suite.

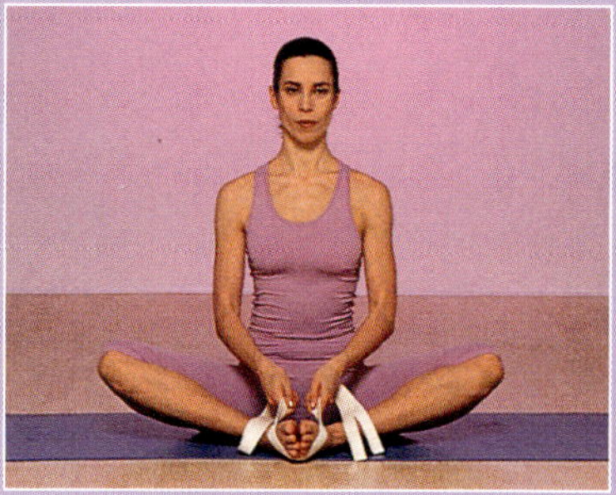

VARIANTE

Si vous avez du mal à rester assis le dos droit, les mains sur les pieds, enroulez une ceinture autour de vos pieds et tenez-la avec les mains le plus près possible des pieds afin de tirer les épaules vers le bas.

enchaînement
d'étirements en position agenouillée

Cet enchaînement, qui permet de canaliser son énergie et de se relaxer, est particulièrement réparateur après une journée de travail. L'esprit libéré et le corps détendu, vous pourrez profiter de votre soirée.

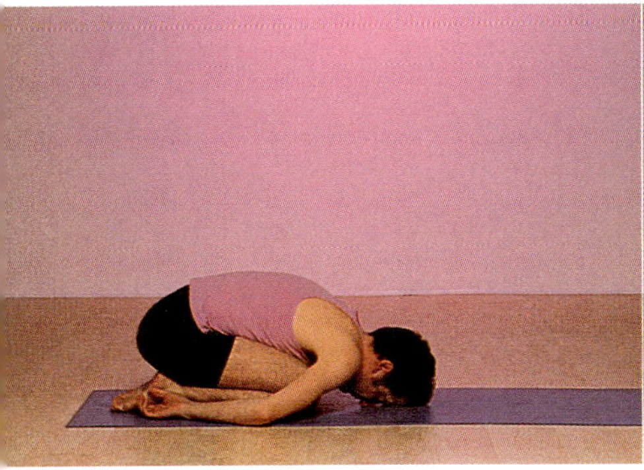

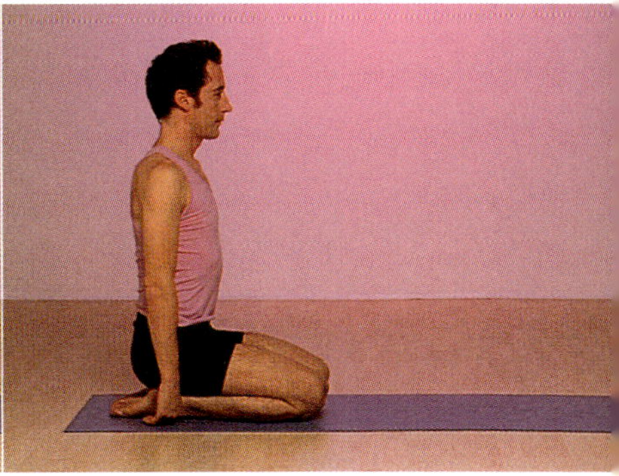

1 Vous êtes assis sur les talons, les bras le long du corps. Expirez et penchez-vous vers l'avant pour amener le haut du corps sur les cuisses ; posture de l'enfant (p. 82).

2 Inspirez et redressez-vous pour revenir en position assise. Les bras sont le long du corps. Regardez fixement devant vous. Expirez.

ATTENTION !

• Une fois que vous maîtriserez chacune des postures, essayez de coordonner les mouvements et la respiration. • Pendant toute la séance, respirez naturellement en essayant toutefois de ralentir peu à peu les inspirations et les expirations.

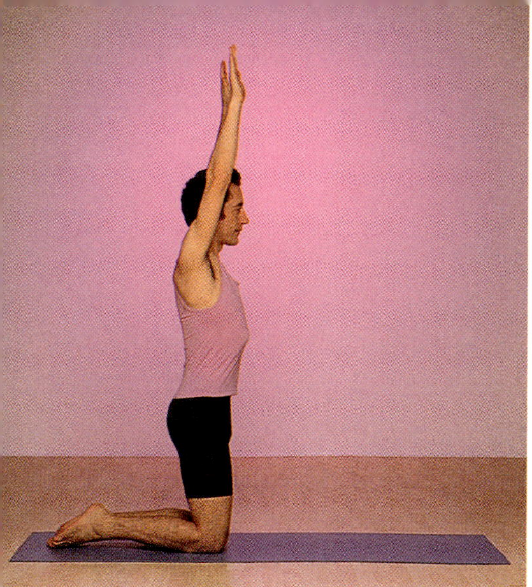

3 Inspirez et redressez-vous pour prendre appui sur les genoux tout en levant les bras à la verticale au-dessus de la tête. Les coudes ne sont pas bloqués, les paumes sont tournées vers le plafond et les épaules décontractées. Regardez fixement devant vous.

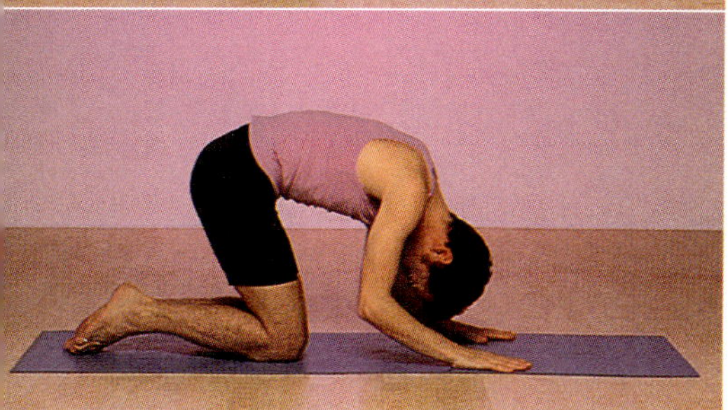

4 Expirez, amenez le coccyx vers le bas et poussez le bassin vers les pieds sans vous asseoir sur les talons. Posez les mains sur le sol et laissez la tête pendre entre les bras dans la posture de la flexion avant en position agenouillée.

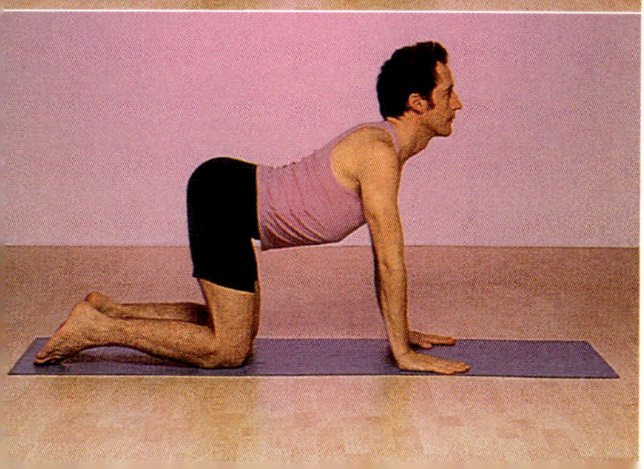

5 Inspirez, relevez la tête et la poitrine afin de repasser en position à quatre pattes. Redressez le buste et pointez le coccyx vers le haut. Le dos se creuse comme à l'étape 2 de la posture du chat (p. 78). ▶

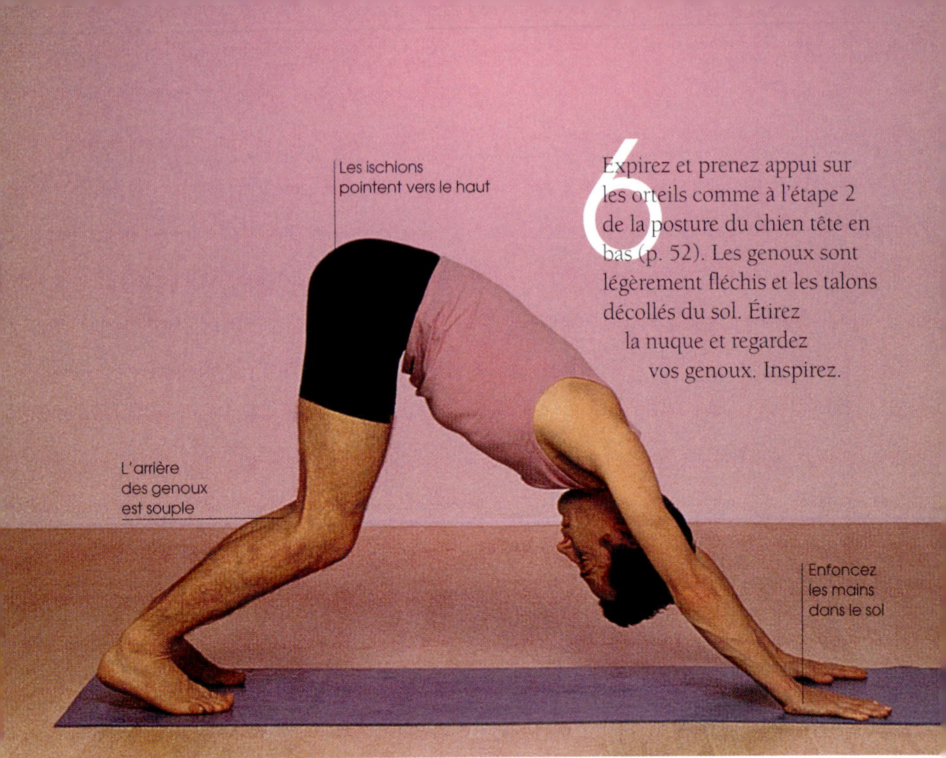
Les ischions
pointent vers le haut
L'arrière
des genoux
est souple
Enfoncez
les mains
dans le sol

6 Expirez et prenez appui sur les orteils comme à l'étape 2 de la posture du chien tête en bas (p. 52). Les genoux sont légèrement fléchis et les talons décollés du sol. Étirez la nuque et regardez vos genoux. Inspirez.

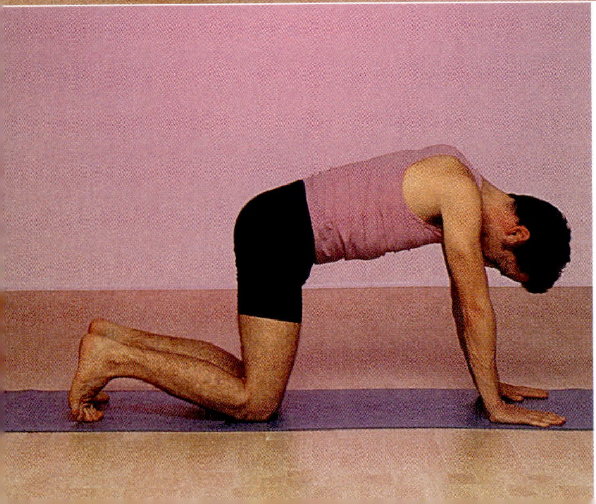

7 Expirez et remettez-vous à quatre pattes. Les genoux sont juste sous les hanches. Regardez par terre. Inspirez.

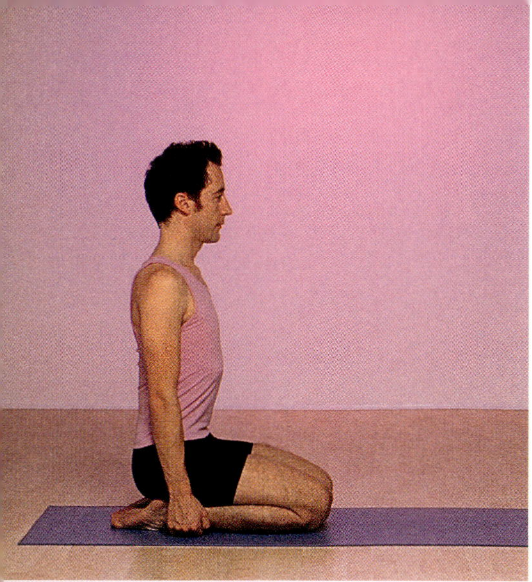

8 Expirez et asseyez-vous sur les talons. Les bras sont le long du corps. Regardez fixement devant vous et inspirez.

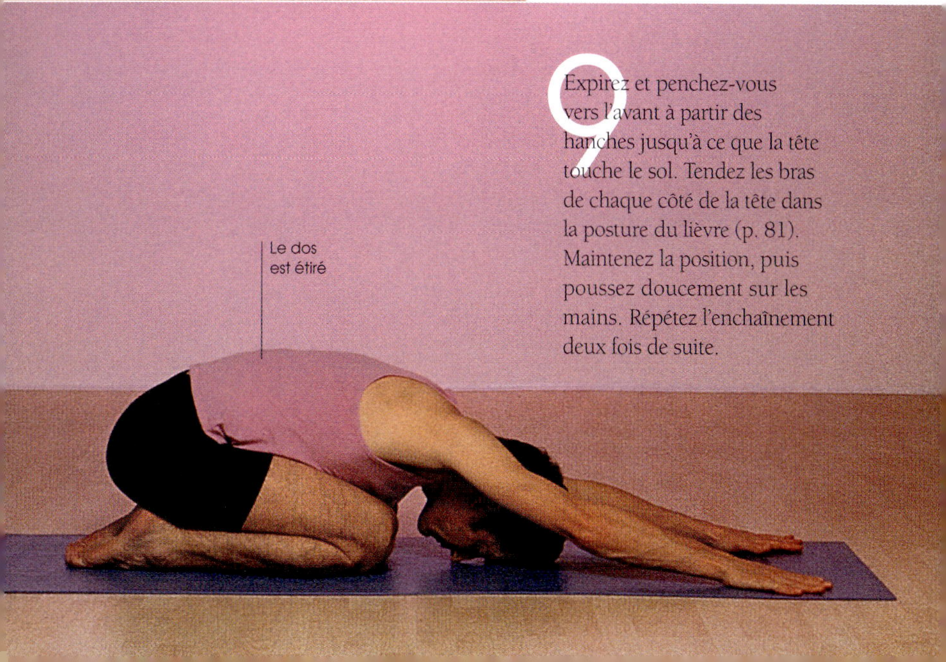

9 Expirez et penchez-vous vers l'avant à partir des hanches jusqu'à ce que la tête touche le sol. Tendez les bras de chaque côté de la tête dans la posture du lièvre (p. 81). Maintenez la position, puis poussez doucement sur les mains. Répétez l'enchaînement deux fois de suite.

la torsion en position assise

Cette posture assouplit le dos et élimine les tensions musculaires. Pendant tout l'exercice, concentrez-vous sur votre respiration afin de libérer votre stress.

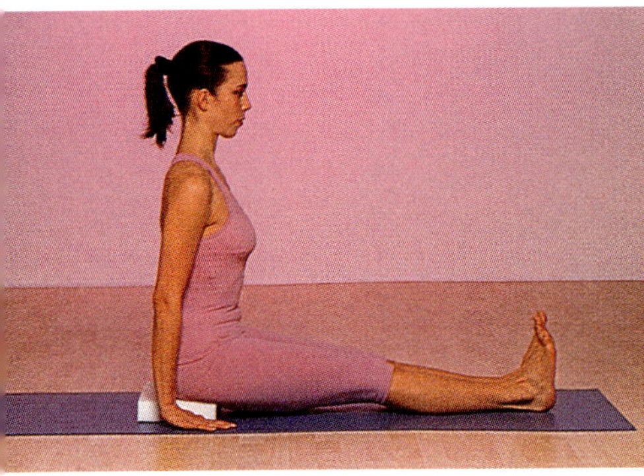

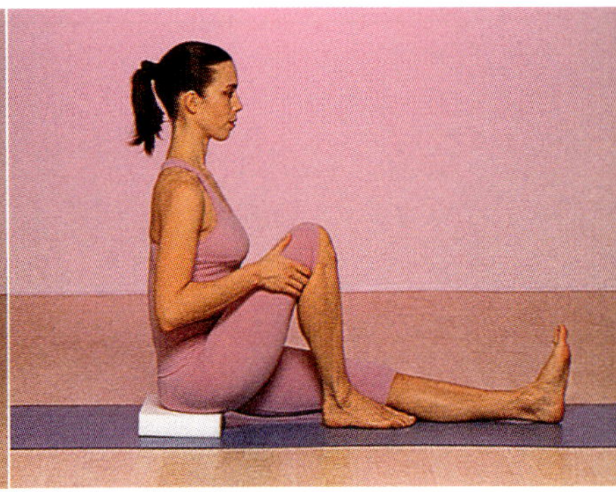

1 Vous êtes assis sur un bloc de mousse, jambes tendues, pieds joints. Redressez la poitrine et étirez la colonne vertébrale vers le haut. Les épaules sont détendues. Regardez fixement devant vous.

2 Posez les mains sous le genou droit et amenez-le vers le bassin. Le pied gauche est en flexion. Poussez sur le talon gauche et regardez toujours fixement devant vous.

ATTENTION !

Soyez à l'écoute de votre corps. Au moment de la torsion, pivotez la nuque en dernier. Arrêtez-vous dès que vous ressentez une douleur.

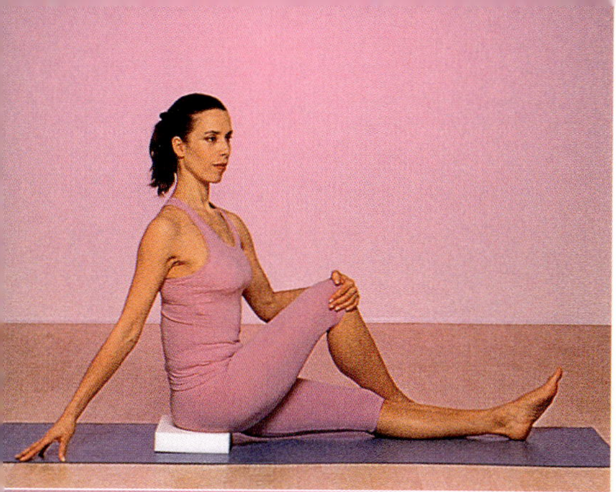

3

Passez le pied droit par-dessus la jambe gauche et posez-le à côté du mollet. Prenez le genou fléchi entre vos mains et grandissez-vous au maximum. Tendez le bras droit derrière vous et posez les doigts de la main droite sur le sol. Inspirez en étirant le haut du corps.

4

Expirez et dirigez vers la droite l'abdomen, la taille, la cage thoracique, des épaules et pour finir la nuque. Pendant la torsion, posez le bras gauche à l'extérieur du genou droit et exercez une pression. Maintenez la position pendant quatre à six respirations naturelles, puis revenez lentement en position initiale. Répétez l'exercice en changeant de côté.

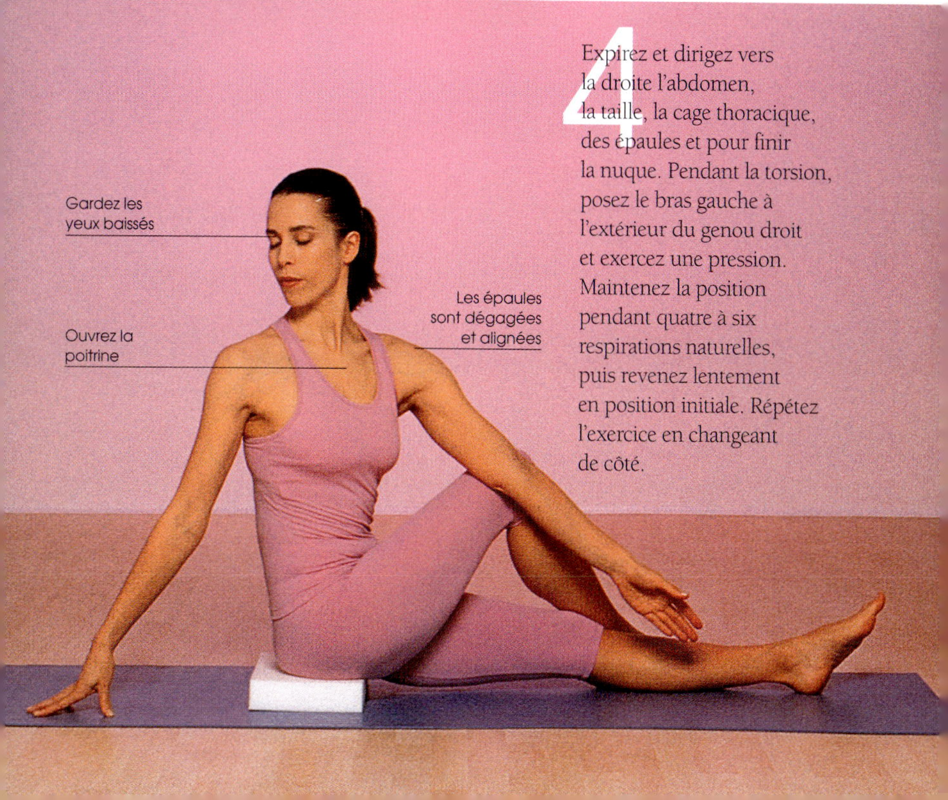
Gardez les yeux baissés
Ouvrez la poitrine
Les épaules sont dégagées et alignées

la torsion sur une chaise

Si vous passez de longues heures assis à un bureau, vous ressentez probablement des douleurs dans la nuque, les épaules et le bas du dos en fin de journée. Cette posture élimine ces tensions.

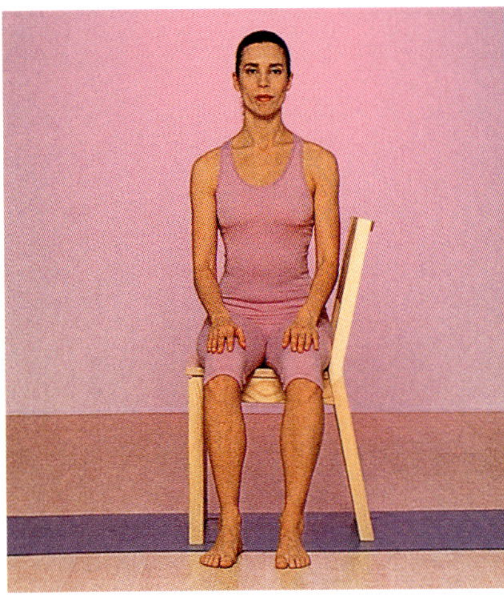

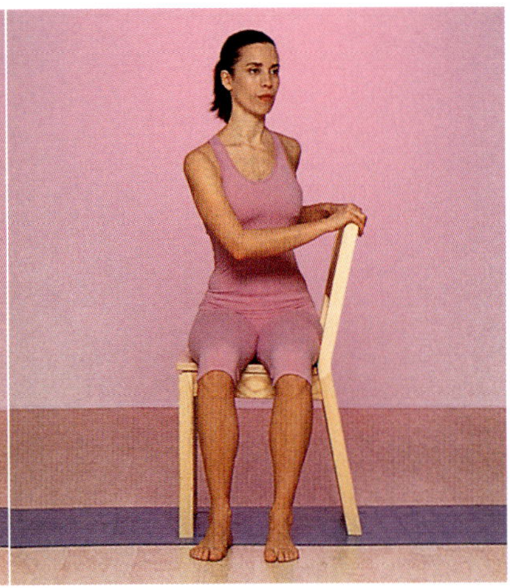

1 Vous êtes assis de côté sur une chaise. Les pieds sont à plat sur le sol. Si la chaise est trop haute, posez un annuaire téléphonique sous vos pieds. Les mains sont à plat sur les cuisses. Regardez fixement devant vous.

2 Ouvrez la poitrine et posez les deux mains à chaque extrémité du dossier de la chaise. Baissez légèrement les yeux. Expirez et pivotez lentement le haut du corps vers le dossier de la chaise en commençant par le ventre.

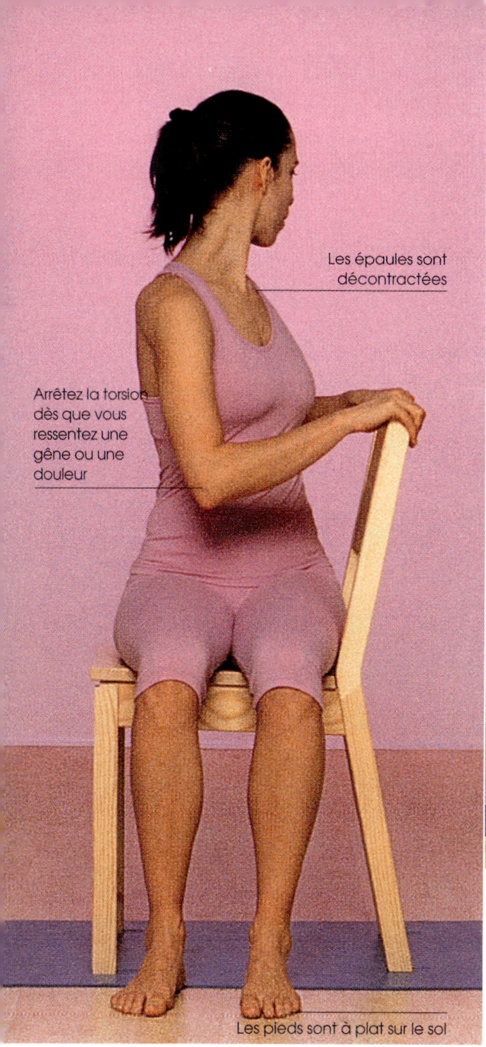

Sans cesser d'expirer, pivotez la taille, puis la cage thoracique et enfin les épaules. La poitrine est toujours ouverte, les épaules sont décontractées. Tournez la tête en dernier. Arrêtez-vous dès que vous ressentez une douleur. Relâchez les muscles faciaux.

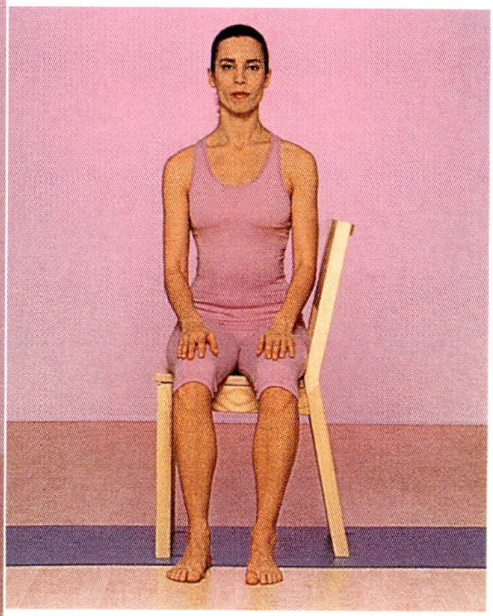

Expirez et revenez lentement en position initiale. Asseyez-vous de l'autre côté de la chaise et répétez l'exercice.

ATTENTION !

Soyez à l'écoute de votre corps et arrêtez la torsion dès que vous ressentez une gêne ou une douleur.

les techniques respiratoires et les *mudrâ*

En vous aidant à prendre conscience de votre respiration et en apaisant votre esprit, les techniques respiratoires préparent à la méditation.

Les différentes techniques respiratoires réunies ici vous font prendre conscience de votre respiration, apaisent votre esprit et détendent votre corps. Elles se pratiquent le plus souvent à la fin d'une séance de yoga ou simplement après quelques exercices d'étirement qui éliminent les tensions dans les différentes parties du corps et calment l'esprit.

Le mouvement et la respiration étant souvent associés dans le yoga, certains d'entre vous arriveront plus facilement à se concentrer s'ils dessinent un *mudrâ* de la main.

La respiration audible

Cette technique, simple mais efficace, est à la portée des débutants. Elle permet de contrôler la respiration – jusqu'à ce qu'elle soit calme et régulière –, apaise l'esprit, favorise la concentration et diminue le stress. Pour certaines postures complexes, elle aide à rester concentré. Suivez les explications ci-dessous :

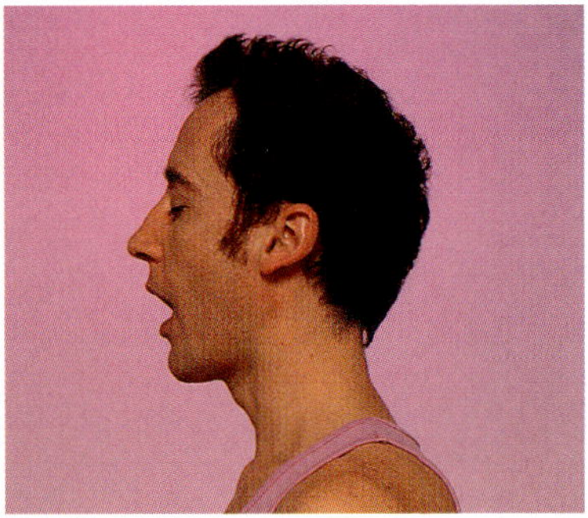

Respirez par la bouche, puis, peu à peu, contractez la glotte jusqu'à produire le son « Ahhh » à l'inspiration et le son « Haaa » à l'expiration.

Lorsque vous maîtriserez cette technique, essayez de reproduire le son avec la glotte mais, cette fois, la bouche fermée. Pour vous aider, imaginez que vous soufflez dans un orifice situé devant la bouche. Respirez calmement et régulièrement en restant concentré sur l'air qui pénètre et sort de votre corps. Les sons produits ne doivent pas nécessairement être forts ; vous seul avez besoin de les entendre.

Les *mudrâ*

Les mudrâ sont des gestes qui favorisent la concentration. Il existe une multitude de *mudrâ*. *Jnâna mudrâ* (ci-contre), le plus utilisé pour la méditation, apaise l'esprit et diminue le stress. En quelques minutes, vous vous sentirez plus calme et plus détendu. Ce *mudrâ* symbolise le lien existant entre l'individu et le principe universel.

Dessinez ce *mudrâ* dès que vous en éprouvez le besoin : au travail, entre amis ou dans des situations stressantes.

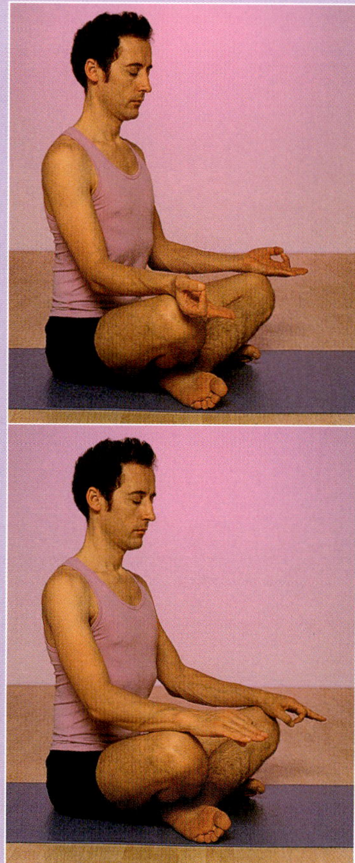

JNÂNA MUDRÂ

Dessinez un cercle avec l'index et le pouce de chaque main. Posez les mains sur les cuisses ou sur les genoux. Lorsqu'il fait jour, tournez les paumes vers le ciel, lorsqu'il fait nuit, tournez-les vers le sol.

la respiration nasale alternée

Cette technique développe l'équilibre sur les plans intellectuel, physique et émotionnel, et élimine les tensions. Les instructions suivantes s'adressent à un droitier. Si vous êtes gaucher, modifiez la position des doigts. Répétez l'exercice plusieurs fois de suite. Quand vous serez plus entraîné, faites en sorte que les expirations soient deux fois plus longues que les inspirations.

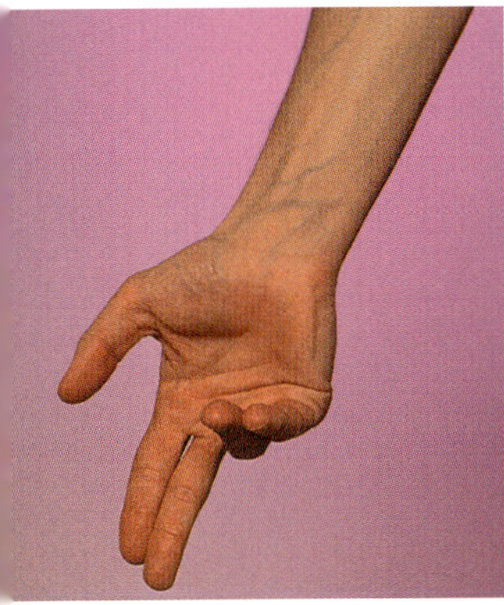

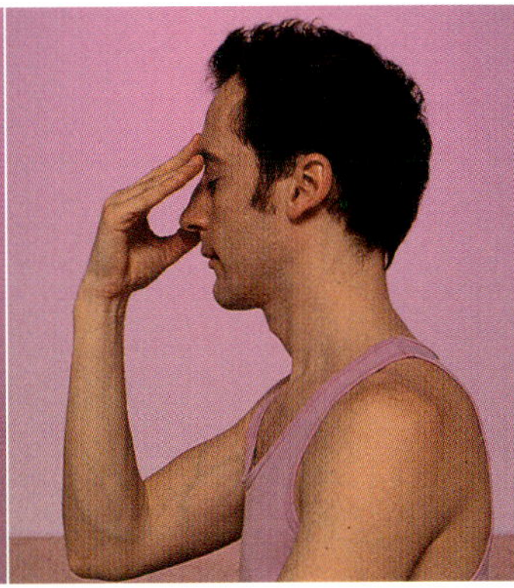

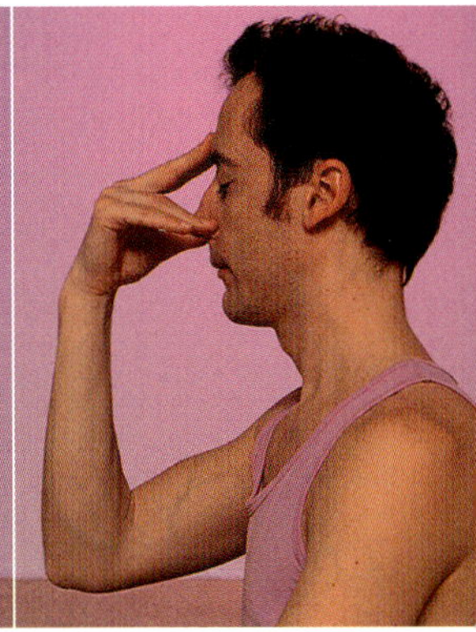

1 Vous êtes assis en tailleur sur le sol. La poitrine est ouverte et les épaules sont décontractées. Ouvrez la main droite et pliez le pouce, l'annulaire et l'auriculaire. Posez l'index et le majeur au milieu du front.

2 Concentrez-vous sur la respiration. Bouchez la narine droite avec le pouce et inspirez par la narine gauche.

3 Bouchez la narine gauche avec l'annulaire et l'auriculaire puis retirez le pouce. Expirez par la narine droite puis inspirez par cette même narine. Bouchez la narine droite, ouvrez la gauche et expirez par celle-ci.

la respiration sonore

Cette technique utilise les vibrations pour apaiser le corps et l'esprit, mais aussi pour réguler et contrôler la respiration. Lorsque vous maîtriserez cette technique, vous pourrez la pratiquer sans produire de son. Il suffit alors d'inspirer, puis de visualiser les sons « ahhhh », « ohhhh » et « mmmm » à chaque expiration.

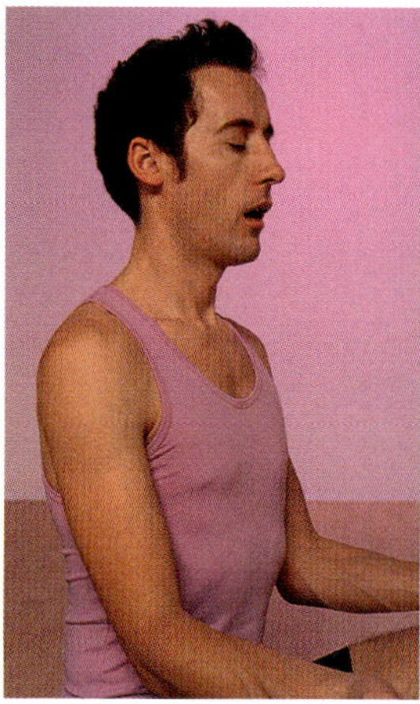

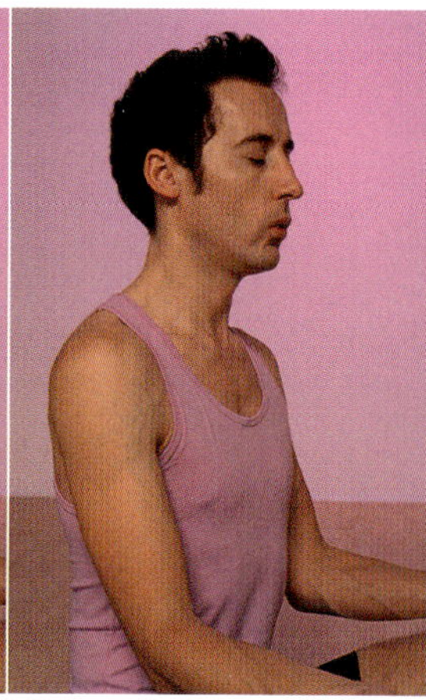

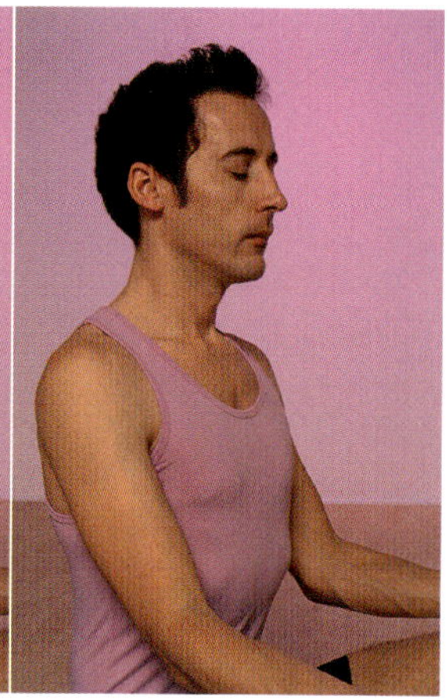

1 Vous êtes assis en tailleur, les yeux fermés, la poitrine ouverte. Inspirez puis expirez en produisant le son « ahhhh ». Vous sentez les vibrations dans l'abdomen. Répétez l'exercice deux fois.

2 Inspirez puis expirez en produisant le son « ohhhh » durant toute l'expiration. Vous sentez les vibrations dans la poitrine. Répétez l'exercice deux fois.

3 Durant l'expiration suivante, produisez le son « mmmm ». Vous sentez les vibrations dans la gorge et la tête. Répétez l'exercice deux fois. Votre corps et votre esprit sont apaisés ; ouvrez les yeux.

la méditation

La méditation apaise l'esprit et développe l'équilibre intérieur. Tout au long de la journée, vous garderez les idées claires et resterez objectif. Au coucher, vous trouverez aisément le sommeil.

Vous êtes assis en tailleur sur le sol (si nécessaire, utilisez un bloc de mousse, un coussin ou une couverture) ou sur une chaise, le dos droit. Votre esprit et vos sens sont en éveil. Ouvrez les paumes et dessinez un cercle en joignant le pouce et l'index. Ce *mudrâ* facilite la concentration et symbolise l'union de l'individu et du principe universel (p. 97). Visualisez les différentes parties de votre corps (le visage, la nuque, les épaules, le haut du corps, les hanches, les jambes et les pieds) en essayant d'éliminer toutes les tensions. Fermez les yeux et observez votre respiration jusqu'à ce qu'elle soit calme et régulière. Ne cherchez pas à faire abstraction du monde qui vous entoure, mais essayez de prendre du recul afin de ne pas vous laisser envahir par vos pensées et de rester concentré sur votre respiration. Vous sentez l'air frais qui pénètre dans les narines lorsque vous inspirez et l'air chaud qui en ressort lorsque vous expirez.

Au cours des premières séances, vous serez probablement perturbé par vos pensées et vos sentiments.

MÉDITER : OÙ, QUAND, COMMENT ?

- Installez-vous confortablement – en position assise (en tailleur sur le sol ou sur une chaise) ou à genoux.
- Choisissez une pièce où il fait chaud. Durant les exercices de méditation, la température du corps baisse rapidement. Couvrez-vous afin de ne pas avoir froid.

Ne vous laissez pas accaparer par ces éléments parasites susceptibles d'obstruer votre conscience et empêchez votre esprit de vagabonder.

La visualisation

Concentrez-vous sur la respiration sans toutefois essayer de la contrôler. Lorsque vous inspirez, visualisez l'air qui pénètre dans le corps et remplit les poumons et lorsque vous expirez, visualisez le trajet inverse.

Imaginez que votre souffle est de la buée ou une lumière blanche. Si cet exercice est trop difficile, concentrez-vous uniquement sur les mouvements du corps. Pour plus de facilité, prononcez les mots « le haut » lors de l'inspiration « le bas » lors de l'expiration.

Vous ne devez ressentir aucune tension. Si vous vous apercevez que votre esprit vagabonde, prenez à nouveau conscience de l'air qui pénètre et sort de votre corps. Au bout de deux ou trois minutes, vous vous sentez plus calme et plus dynamique.
Pratiquez cet exercice qui allie méditation et visualisation au maximum pendant dix minutes. Lorsque vous maîtriserez cette technique, vous pourrez vous y adonner dès que vous en éprouverez le besoin : debout ou en position assise, les yeux ouverts ou fermés et les mains décontractées.

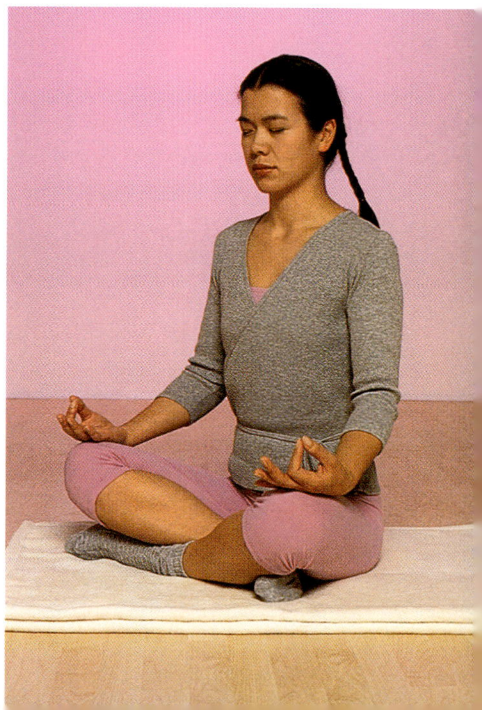

la relaxation

Le stress agit sur le corps et sur l'esprit. Si vous êtes préoccupé, il vous sera difficile de vider votre esprit. Si vous parvenez à éliminer les tensions physiques, vous vous apercevrez que votre esprit s'apaise.

Plus vous vous adonnerez régulièrement à la relaxation, plus vous éliminerez les tensions physiques et les pensées stressantes qui encombrent votre esprit.

Les deux techniques présentées ici répondent à des besoins spécifiques. La relaxation instantanée peut être mise en pratique n'importe où et à tout moment du jour ou de la nuit. Pour la relaxation profonde, vous devez disposer de dix minutes au moins.

Allongez-vous dans un endroit calme et laissez-vous aller.

Les bienfaits de la relaxation

Dès que vous vous sentez sous l'emprise du stress, mettez en pratique la technique de la relaxation immédiate (ci-contre). Rapidement, vous éliminerez les tensions physiques et retrouverez le calme et l'objectivité indispensables pour gérer des situations stressantes : réunion, entretien d'embauche ou présentation d'un dossier complexe.

Si vous n'arrivez plus à gérer votre stress, allongez-vous dix minutes dans un endroit calme où vous ne risquez pas d'être dérangé. La relaxation profonde vous permet de recharger les batteries. Pratiquée à la fin d'une séance de yoga, elle renforce les bienfaits des postures. Déboutonnez ou ouvrez la fermeture Éclair de vos vêtements, mettez un pull-over ou prenez une couverture afin de ne pas avoir froid car rapidement la température du corps baisse.

la relaxation instantanée

Il est primordial que vous puissiez vous détendre dès que vous êtes sous l'emprise du stress. Cette technique, qui, peut être pratiquée à tout moment et en tout lieu, à la maison ou au bureau, vous permet de gérer les situations stressantes.

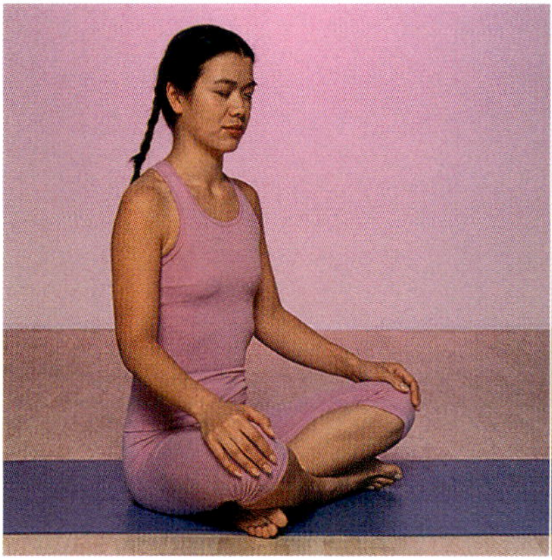

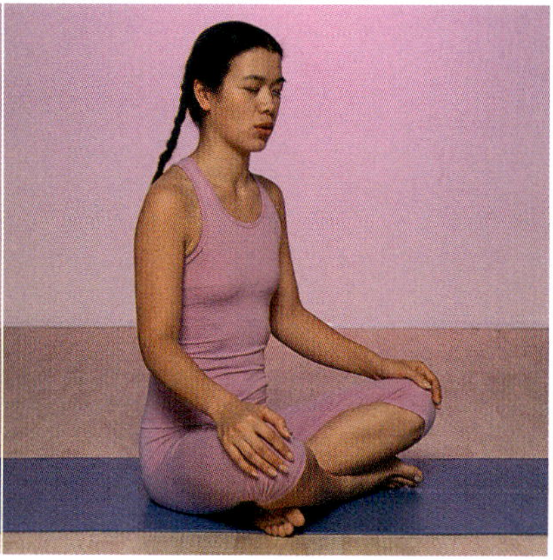

1 Vous êtes assis en tailleur sur le sol, les mains à plat sur les genoux. Fermez les yeux. Concentrez-vous sur votre respiration sans essayer de la contrôler. Inspirez par le nez et portez toute votre attention sur les mâchoires.

2 Expirez. Soufflez par la bouche. Vous sentez « l'air quitter votre corps » alors que la tension dans les mâchoires disparaît peu à peu. Inspirez et prenez conscience des tensions au niveau des épaules. Expirez et éliminez ces tensions. Faites de même pour les mains. Répétez l'exercice plusieurs fois jusqu'à éliminer toutes les tensions.

la relaxation profonde

Enregistrez les instructions suivantes ou demandez à un ami de vous les lire lentement. Vous êtes allongé sur le dos, jambes tendues (si vous avez des problèmes de dos, gardez les genoux fléchis), pieds écartés d'1 m environ. Laissez vos pieds s'affaisser sur les côtés. Les épaules sont au sol. Les bras sont dégagés du torse, l'intérieur des coudes et les paumes tournés vers le plafond. Rentrez le menton afin d'étirer la nuque au maximum. Fermez les yeux. Peu à peu, votre esprit s'apaise et votre corps se détend.

Visualiser votre corps

Concentrez-vous sur la partie droite de votre corps. Prenez conscience de chacun de vos doigts, de la paume de la main, du dos de la main, du poignet, de l'avant-bras, du coude, de l'épaule, de l'aisselle, de la partie droite de la cage thoracique, de la partie droite de la taille, de la hanche, de la cuisse, de la rotule, de l'arrière du genou, du tibia, du mollet, de la cheville, du talon, de la plante du pied, du dessus du pied et des orteils.

Puis concentrez-vous sur la partie gauche de votre corps. Prenez conscience de chacun de vos doigts, de la paume de la main, du dos de la main, du poignet, de l'avant-bras, du coude, de l'épaule, de l'aisselle, de la partie gauche de la cage thoracique, de la partie gauche de la taille, de la hanche, de la cuisse, de la rotule, de l'arrière du genou, du tibia, du mollet, de la cheville, du talon, de la plante du pied, du dessus du pied et des orteils.

Prenez conscience de la face postérieure de votre corps : l'arrière de la tête, la nuque, l'arrière des épaules, l'omoplate gauche, l'omoplate droite, le milieu du dos, le bas du dos, la fesse gauche, la fesse droite, l'arrière de la cuisse gauche, l'arrière de la cuisse droite, l'arrière du genou gauche, l'arrière du genou droit, le mollet gauche, le mollet droit, le talon gauche, le talon droit, la plante du pied gauche et la plante du pied droit.

Portez votre attention sur le sommet de la tête, puis sur la face antérieure de votre corps. Concentrez-vous sur le front, l'arcade sourcilière gauche, l'arcade sourcilière droite, l'espace entre les sourcils, la paupière gauche, la paupière droite, le globe oculaire gauche, le globe oculaire droit. Prenez conscience de : l'arête du nez, la narine gauche, la narine droite, la pommette gauche, la pommette droite, la lèvre supérieure, l'intérieur de la bouche, le menton, le dessous du menton, la gorge, la partie gauche du cou, la partie droite du cou, la clavicule gauche, la clavicule droite, le sein gauche, le sein droit, la face antérieure du buste, l'abdomen. Puis concentrez-vous sur tout le corps.

Les sensations les plus profondes

Concentrez-vous sur vos sensations les plus profondes. Votre corps est calme et tranquille, la respiration lente et régulière. Alors que vous inspirez et expirez, les mouvements du corps sont imperceptibles.

Reprendre conscience du monde

Lorsque vous serez prêt, portez votre attention sur le monde alentour. Respirez plus profondément et remuez les doigts et les orteils, les chevilles, les bras et les jambes. Étirez entièrement le corps. Amenez les genoux sur la poitrine, relâchez les épaules et balancez-vous doucement de droite à gauche. Basculez sur la droite et passez lentement en position assise.

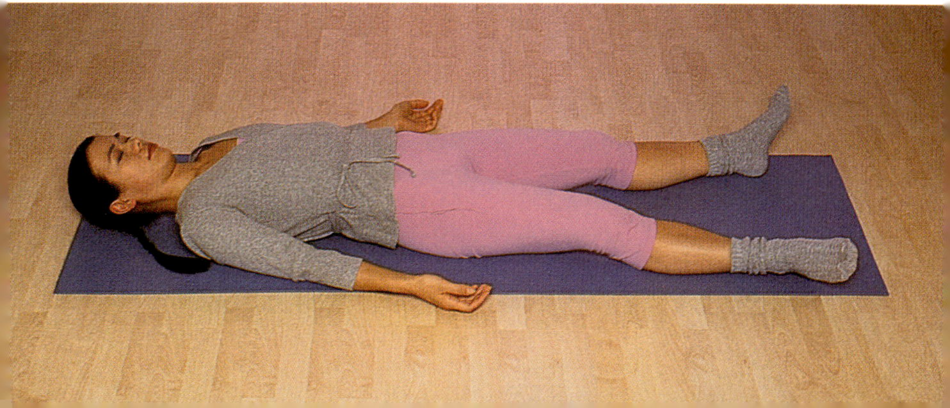

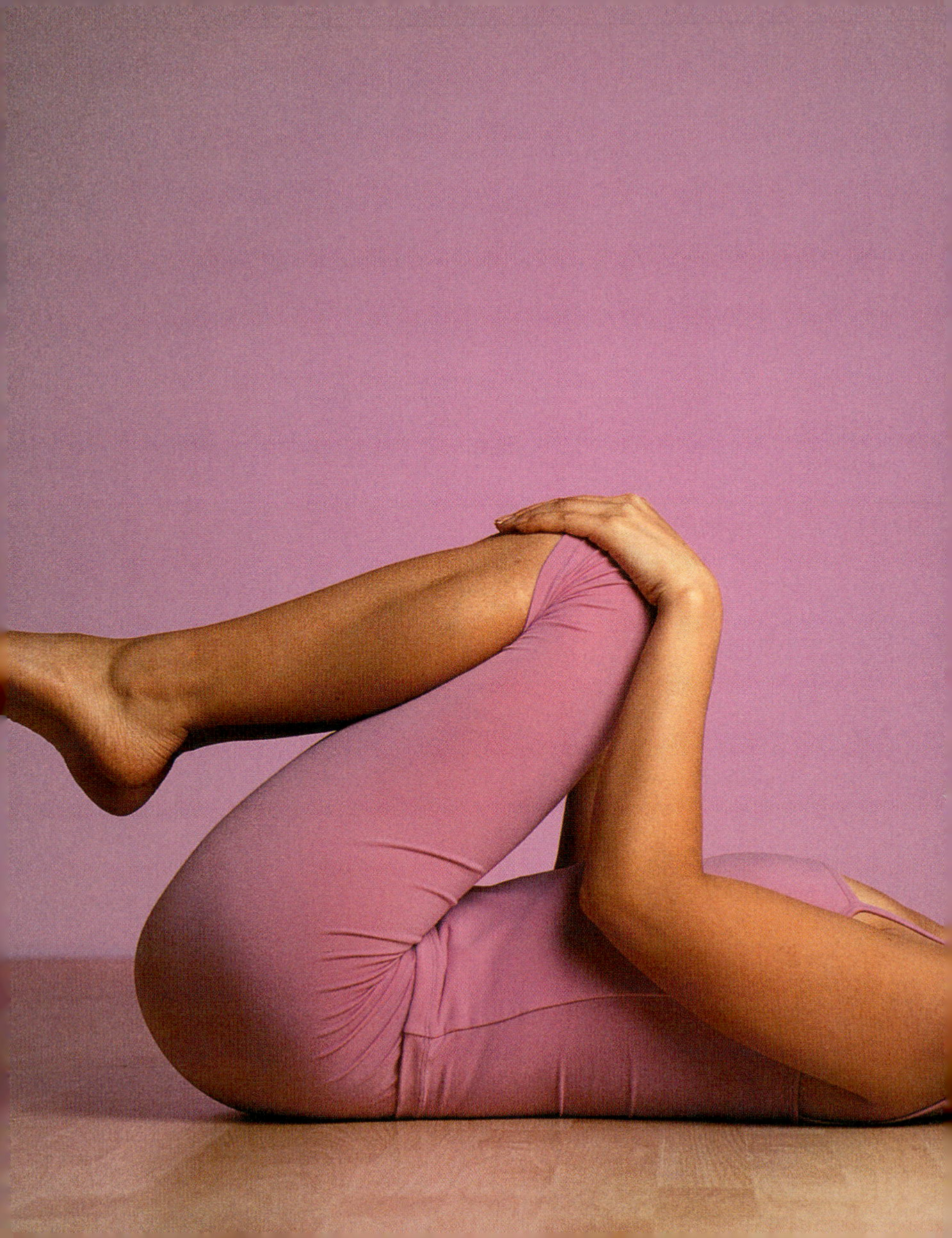

partie 3

les enchaînements

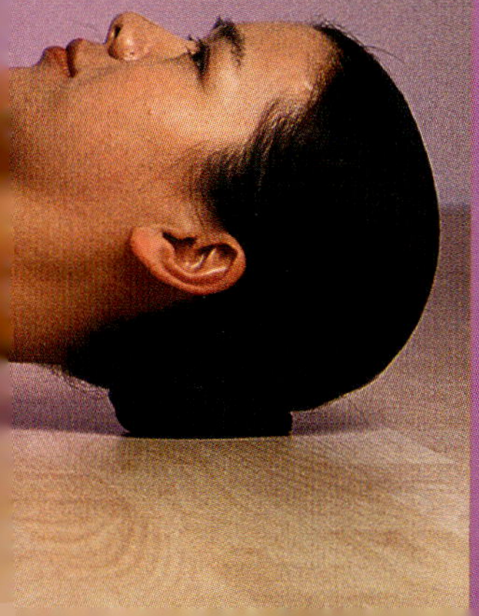

Les huit enchaînements suivants vous aideront à évacuer le stress dès que vous en ressentirez le besoin. Avant de commencer, concentrez-vous et lorsque les exercices sont terminés, accordez-vous du temps pour profiter de leurs bienfaits. N'oubliez jamais que le yoga est une philosophie et un mode de vie.

1 bien préparer sa journée

Le meilleur moment pour pratiquer le yoga est le lever, juste avant le petit déjeuner. Concentrez-vous afin d'être suffisamment calme pour affronter le stress de la journée. Soyez à l'écoute de vous-même, travaillez tout en douceur et laissez l'énergie circuler dans tout votre corps.

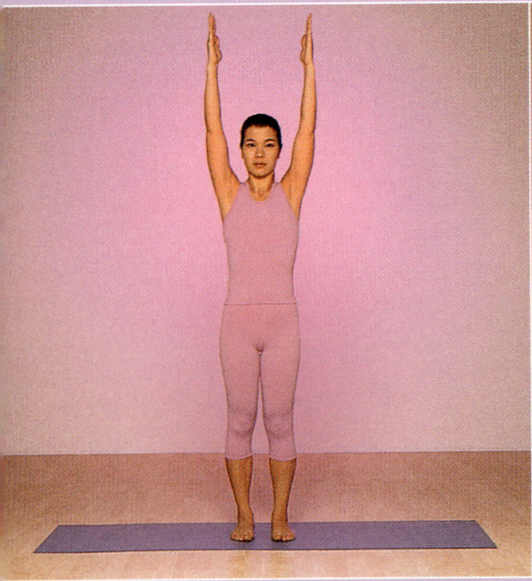

1 Étirement vers le haut en position debout (p. 34)

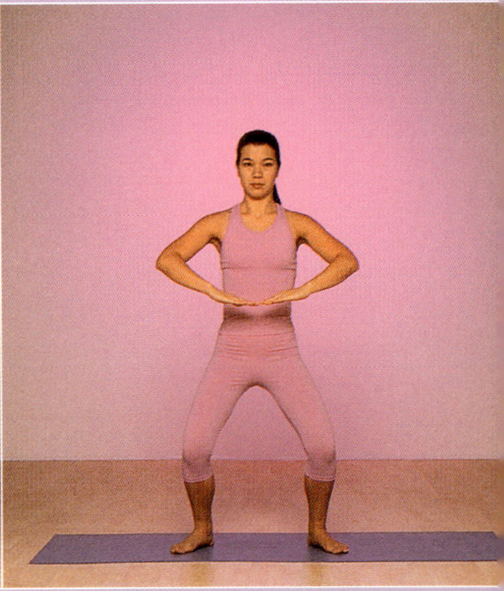

2 Étirement de la cafetière (p. 31)

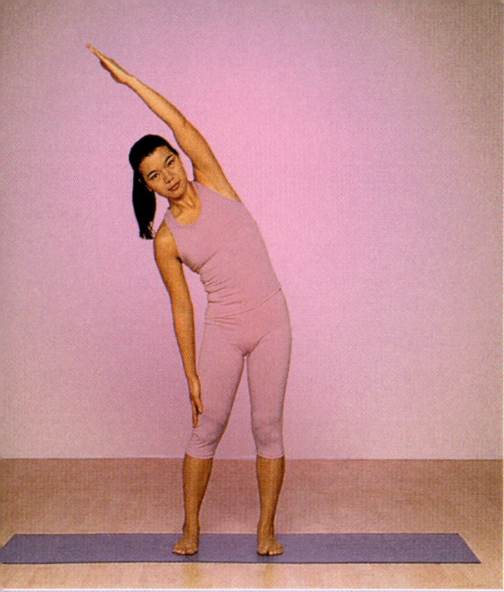

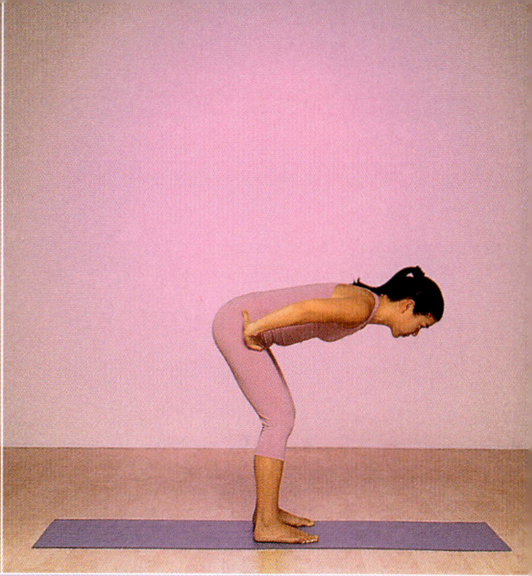

3 Étirement latéral en position debout (p. 37)

4 Demi-flexion avant (p. 35)

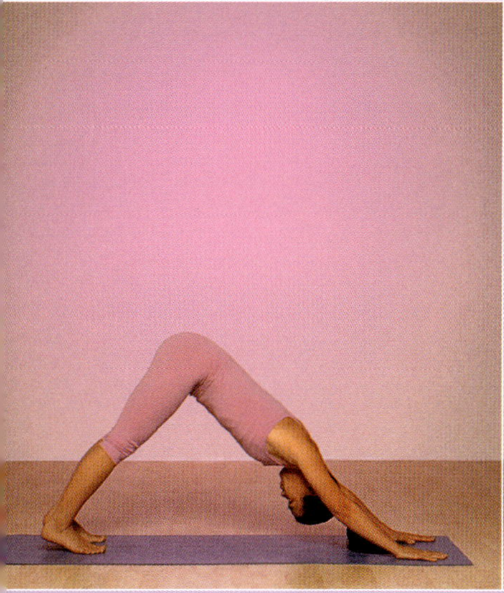

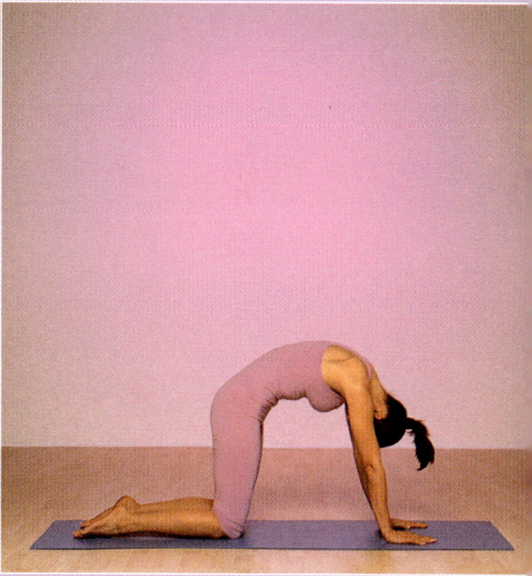

5 Le chien tête en bas (p. 52-53)

6 Le chat (p. 78-79)

2 éliminer les tensions musculaires au travail

Si vous passez de longues heures assis à votre bureau, vous appréciez les bienfaits des étirements suivants. Cet enchaînement peut être pratiqué en position debout ou assise. Vous pouvez réaliser l'ensemble des postures ou chacune séparément à différents moments de la journée.

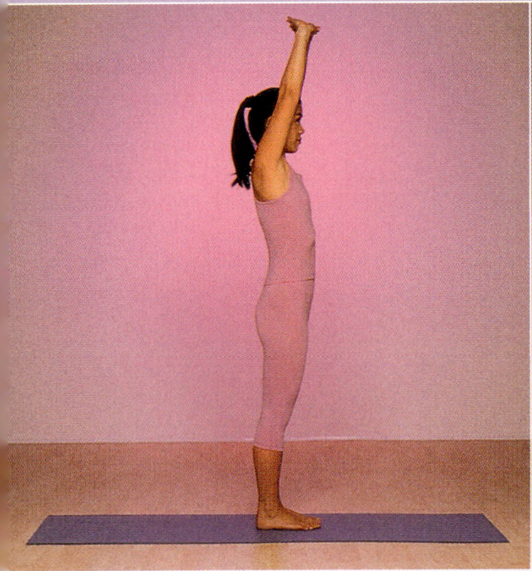

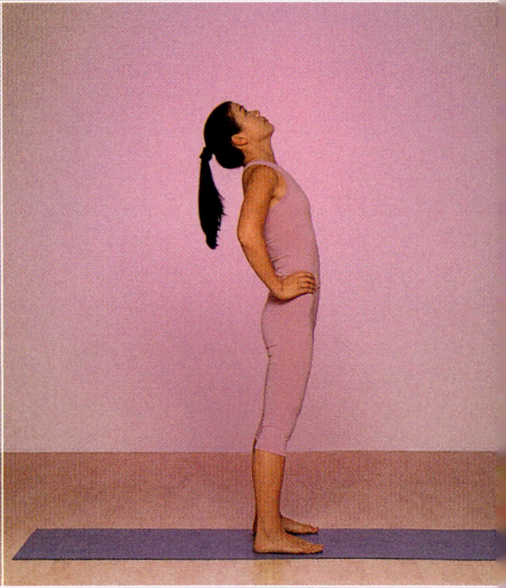

1 Étirements des bras en position debout (p. 30)

2 Flexion arrière en position debout (p. 36)

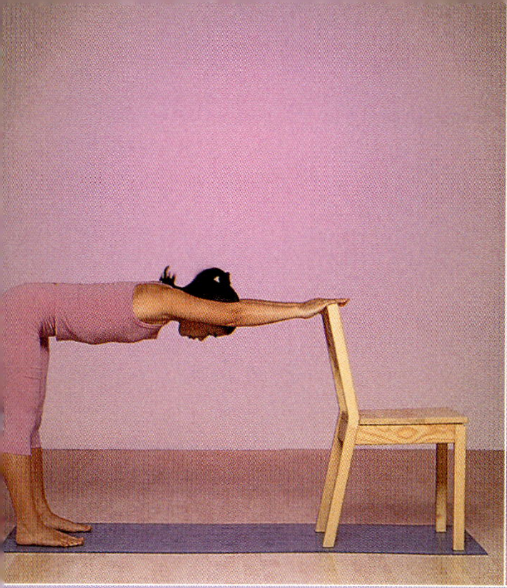

❸ Flexion avant à l'aide d'une chaise (p. 45)

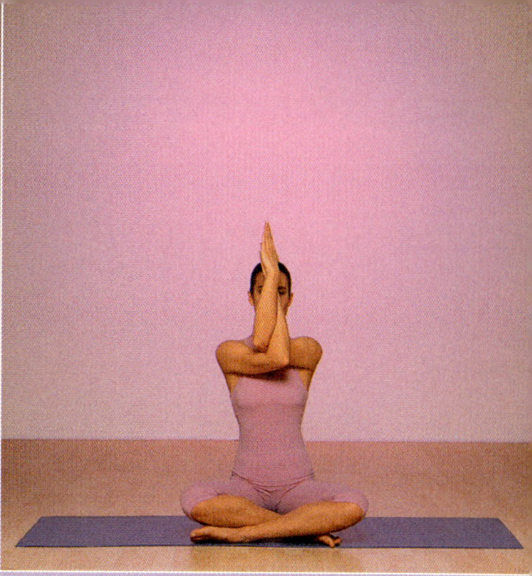

❹ L'aigle (p. 40-41)

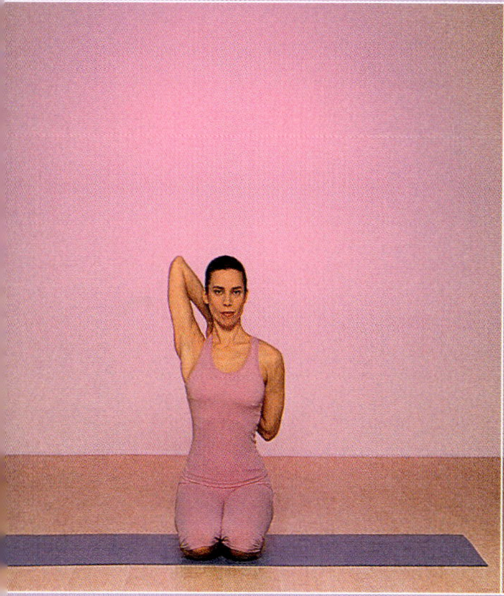

❺ La vache (p. 42-43)

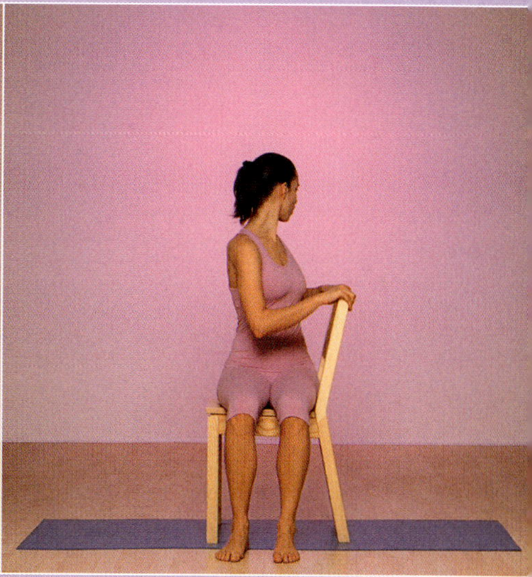

❻ La torsion sur une chaise (p. 94-95)

3 retrouver courage et dynamisme

Au travail, certaines situations peuvent être source de stress. Vous pouvez dépenser toute votre énergie durant la présentation d'un dossier et vous sentir épuisé une fois l'épreuve terminée. L'enchaînement suivant vous aidera à retrouver l'énergie et le calme nécessaires pour affronter la journée.

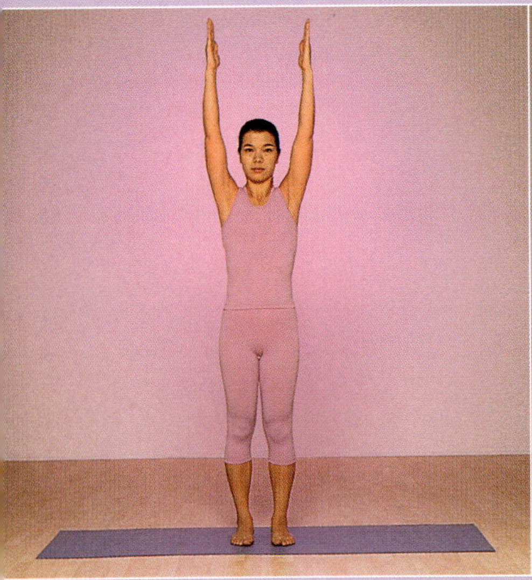

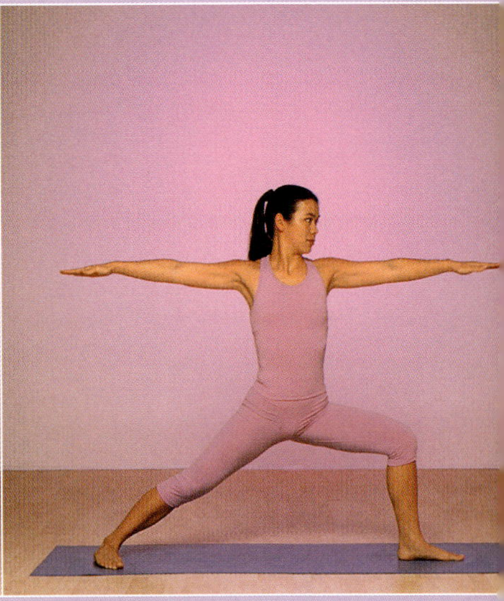

1 Étirement vers le haut en position debout (p. 34)

2 Le guerrier – étirement latéral (p. 48-49)

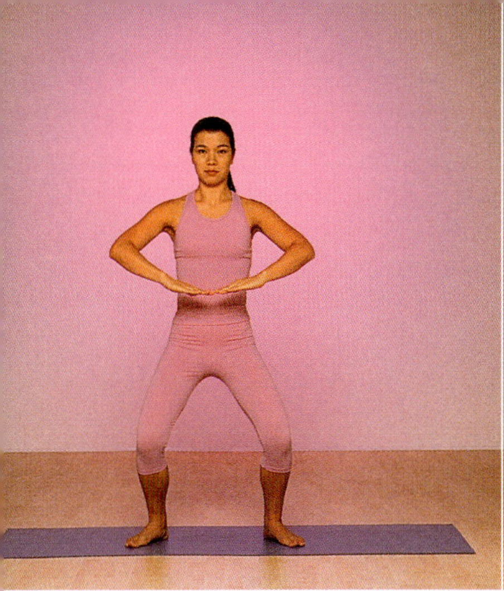

3 Étirement de la cafetière (p. 31)

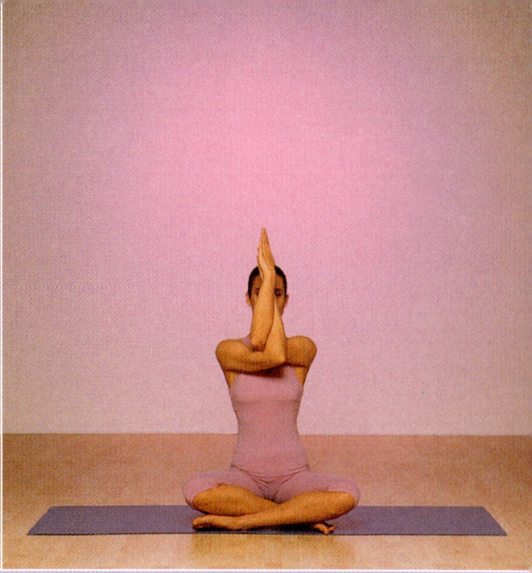

4 L'aigle (p. 40-41)

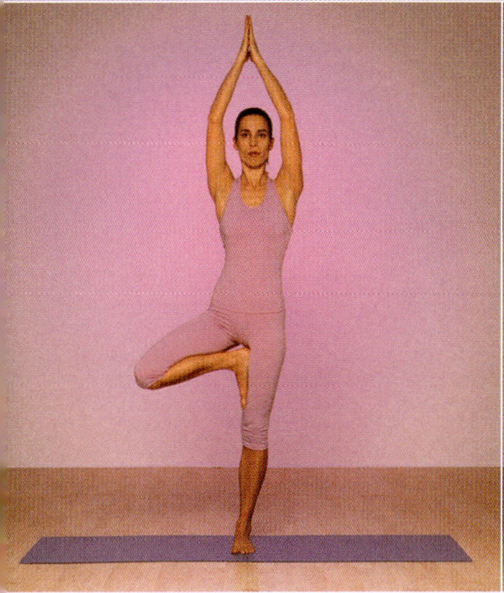

5 L'arbre (p. 46-47)

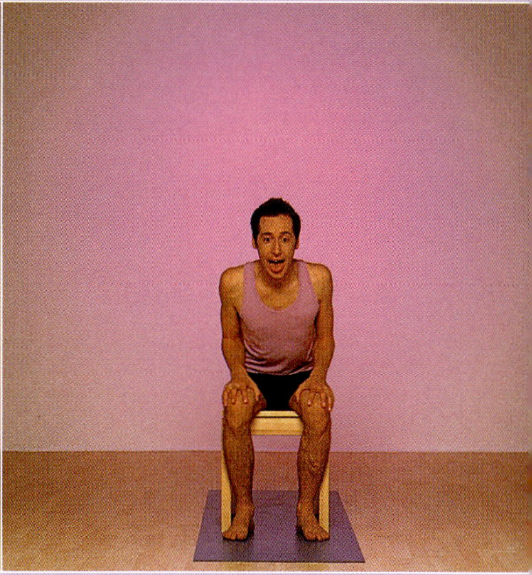

6 Le lion rugissant (p. 76-77)

4 pour résister au stress quotidien

Certaines situations augmentent considérablement le stress. L'enchaînement suivant vous aidera à affronter ces moments critiques. Concentrez-vous sur la respiration, éliminez les différentes tensions et retrouvez votre équilibre. Mémorisez les postures et réalisez-les dès que vous en éprouvez le besoin.

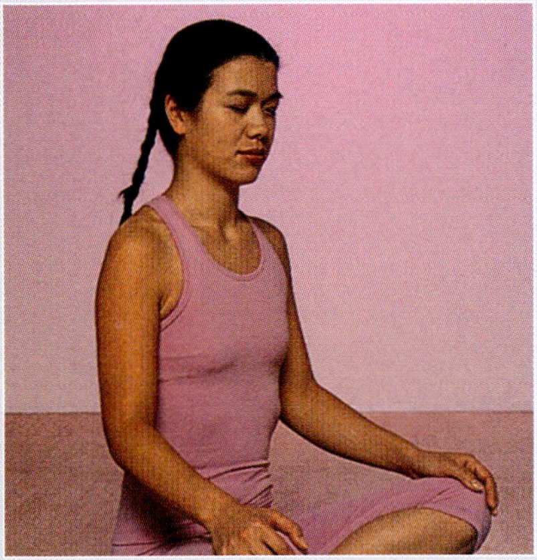

1 La relaxation instantanée (p. 103)

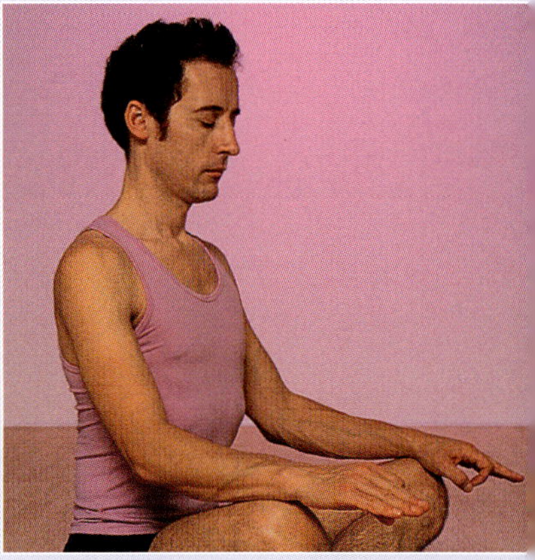

2 *Jnâna mudrâ* (p. 97)

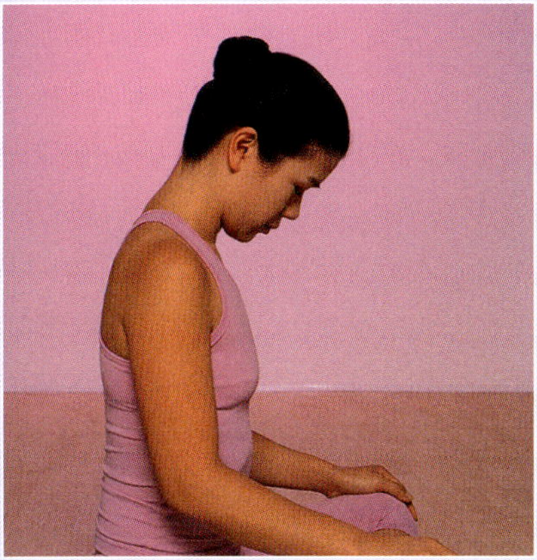

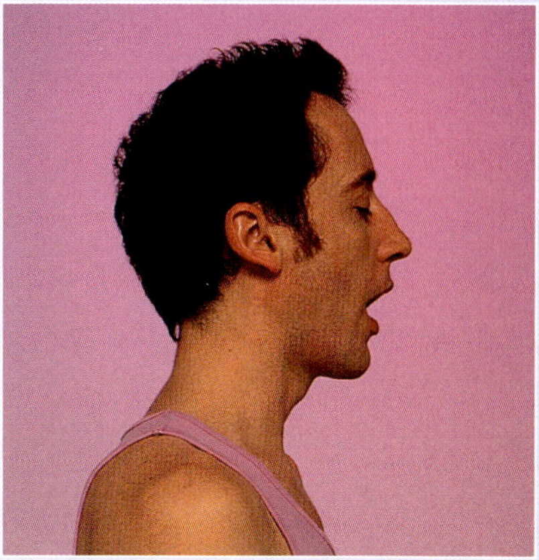

❸ Étirements de la nuque (p. 32-33)

❹ La respiration audible (p. 96)

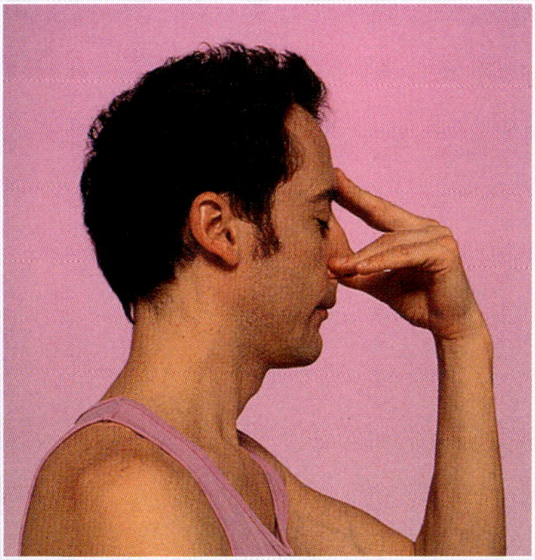

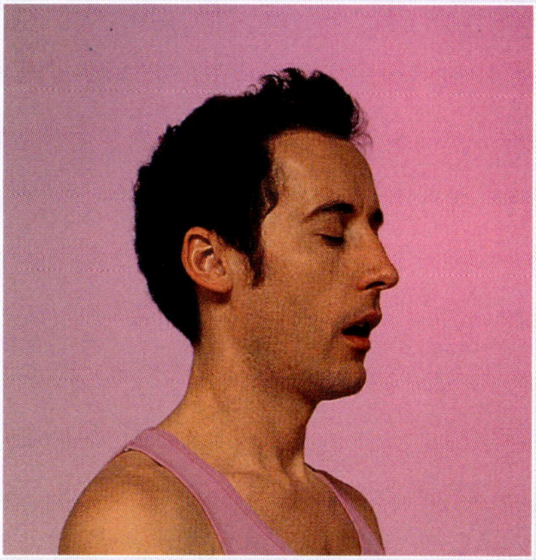

❺ La respiration nasale alternée (p. 98)

❻ La respiration sonore (p. 99)

5 un regain d'énergie après le travail

La soirée est, pour nombre d'entre vous, le seul moment que vous pouvez consacrer à vos amis. Néanmoins, il n'est pas toujours facile après une journée de travail de trouver l'énergie suffisante pour se distraire. L'enchaînement suivant aide à retrouver l'énergie et la vitalité afin de profiter pleinement de ce temps libre.

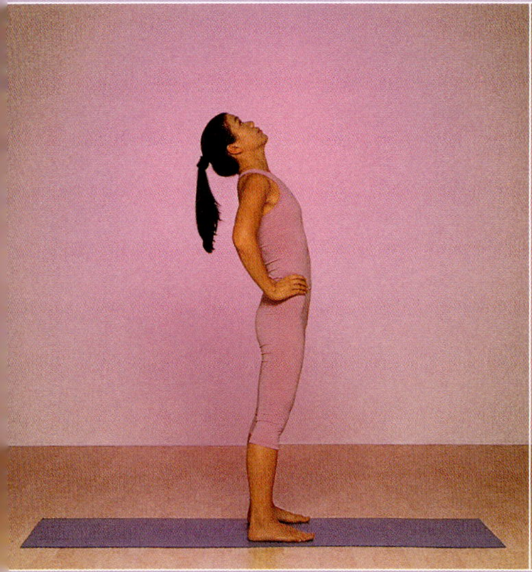

1 Flexion arrière en position debout (p. 36)

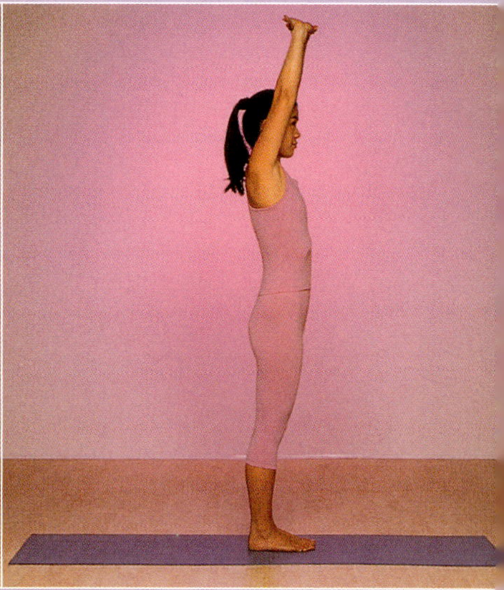

2 Étirements des bras en position debout (p. 30)

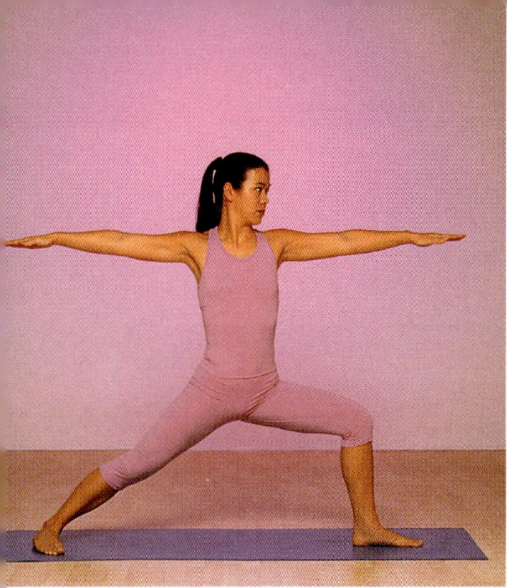

❸ Le guerrier – étirement latéral (p. 48-49)

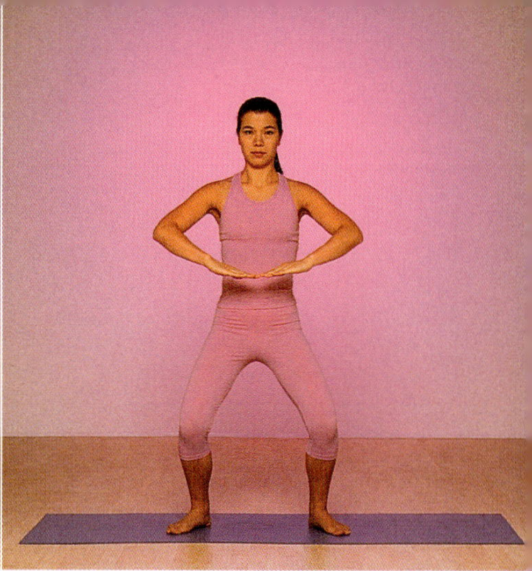

❹ Étirement de la cafetière (p. 31)

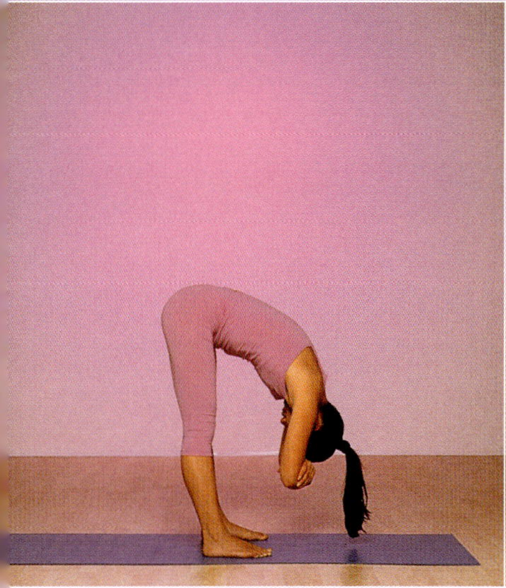

❺ La flexion avant (p. 44-45)

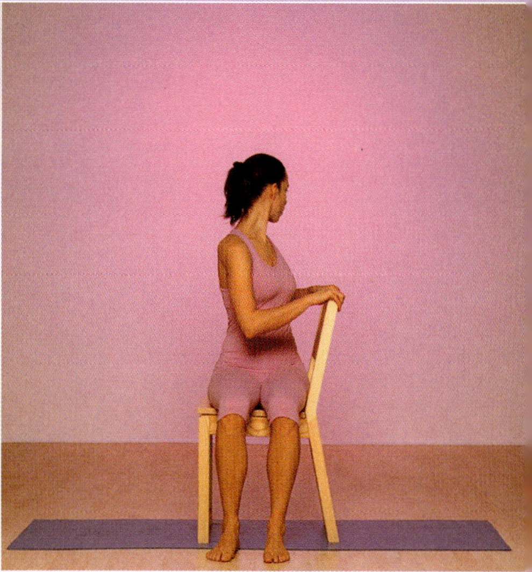

❻ La torsion sur une chaise (p. 94-95)

6 recharger ses batteries en fin de journée

Si vous êtes épuisé et manquez de courage en fin de journée, faites les exercices suivants. Rapidement vous ressentirez les bienfaits des postures inversées qui apaisent l'esprit, décontractent le corps, particulièrement les membres inférieurs. Installez-vous dans un endroit suffisamment spacieux et portez des vêtements amples.

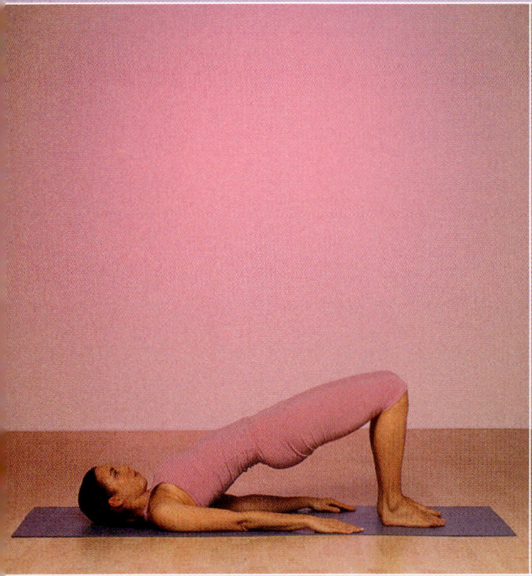

1 Le pont (p. 68-69)

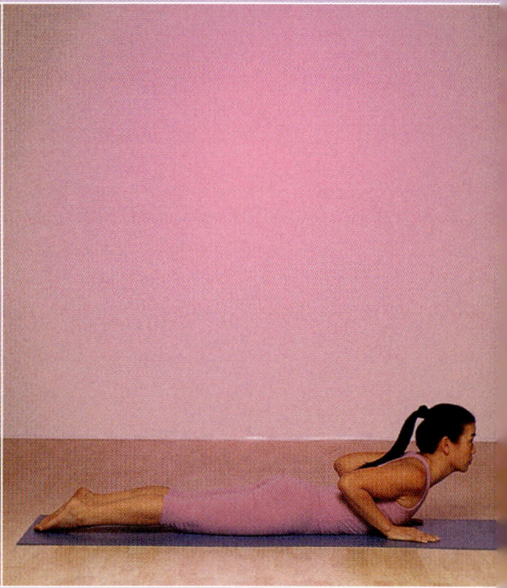

2 Le cobra (p. 54-55)

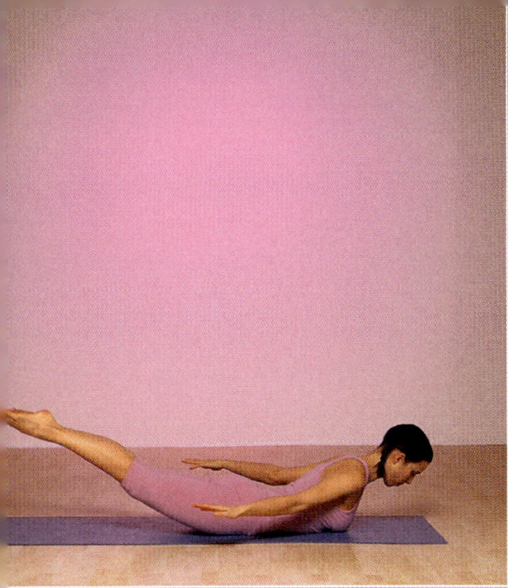

❸ La sauterelle (p. 56-57)

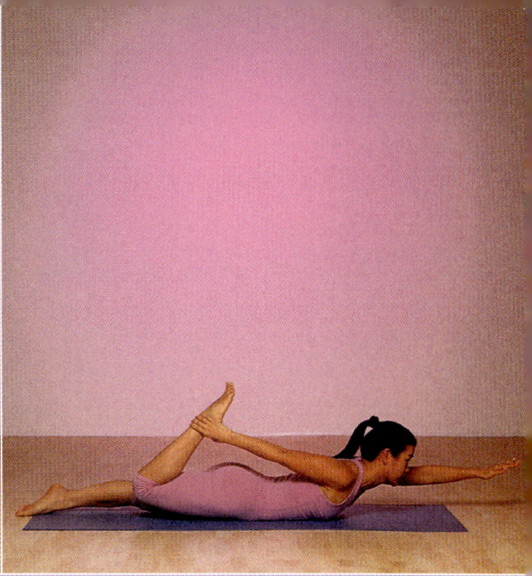

❹ Le demi-arc (p. 58-59)

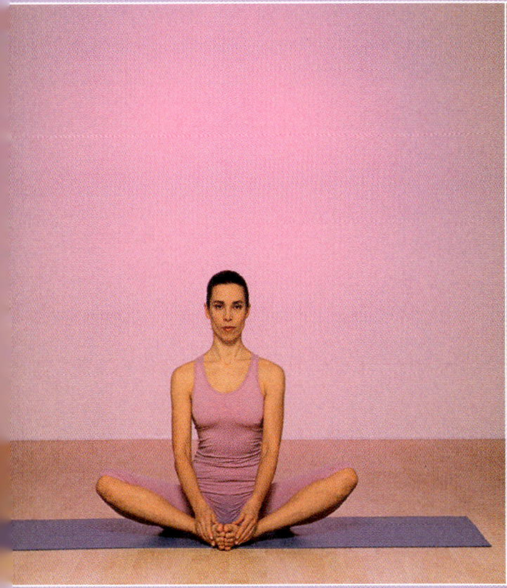

❺ Le papillon (p. 86-87)

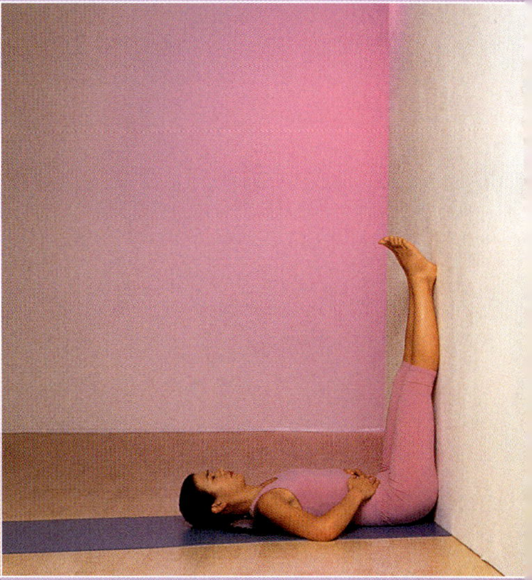

❻ Les jambes levées et appuyées au mur (p. 70-71)

7 se relaxer en fin de journée

Si vous souhaitez passer une soirée calme à la maison, faites l'enchaînement suivant afin d'évacuer le stress accumulé au cours de la journée. La coordination de la respiration et des mouvements permet d'éliminer les tensions physiques et de chasser les pensées qui accaparent l'esprit.

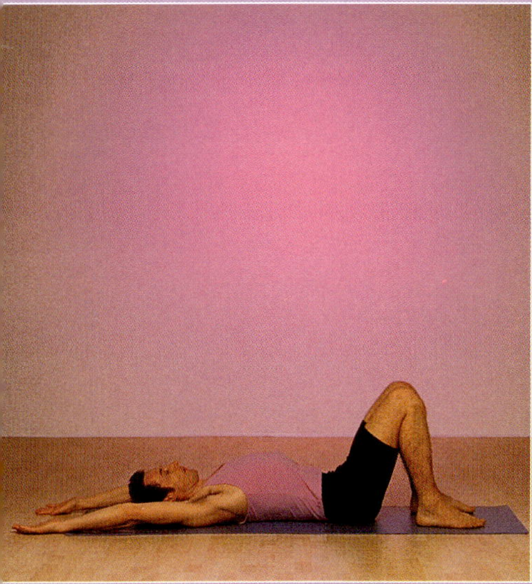

1 Étirement des bras en position allongée (p. 26)

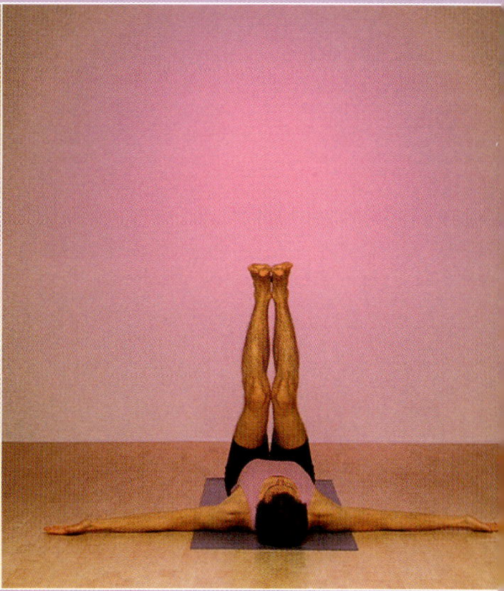

2 Mouvements des genoux, position allongée (p. 27)

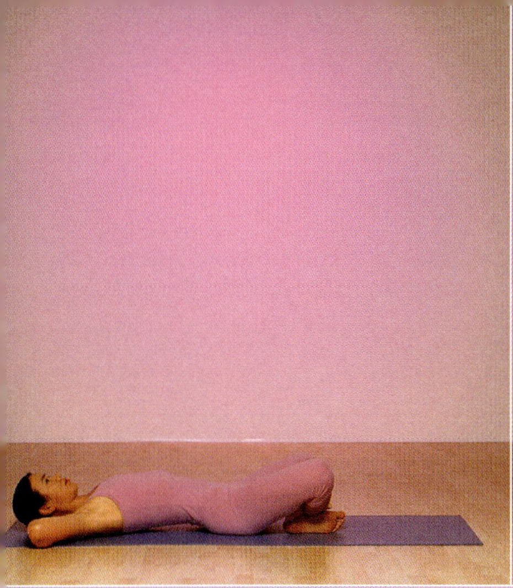

❸ Le poisson (p. 74-75)

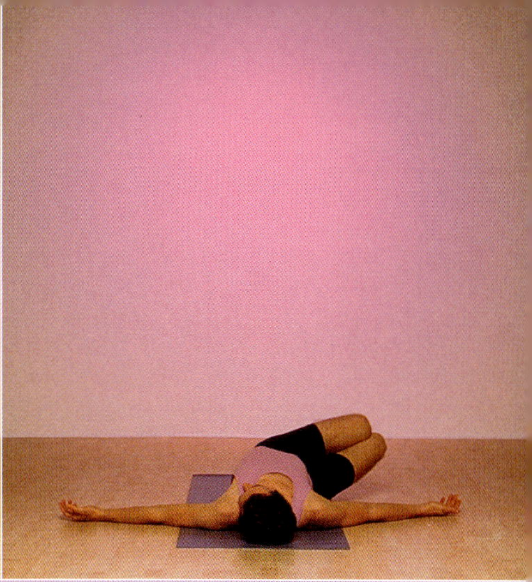

❹ Torsion en position allongée (p. 29)

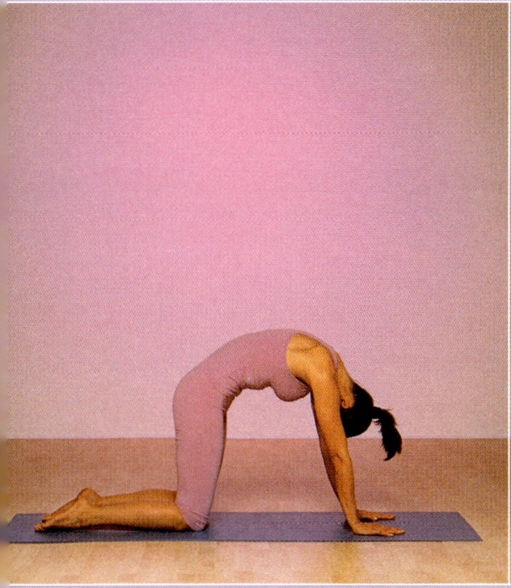

❺ Le chat (p. 78-79)

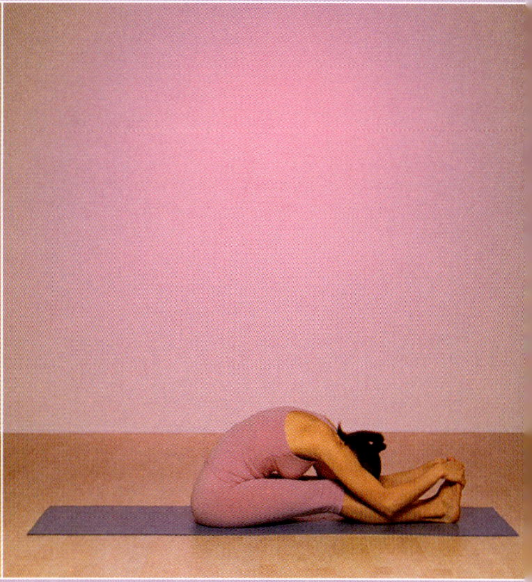

❻ La flexion avant en position assise (p. 84-85)

8 un regain d'énergie pour le week-end

Essayez de faire une séance de yoga chaque jour, y compris le week-end. L'enchaînement suivant, qui comprend plusieurs postures inversées, stimule et étire les différentes parties du corps. Tout au long de la séance, vous sentez l'énergie circuler dans votre corps, et votre esprit s'apaise.

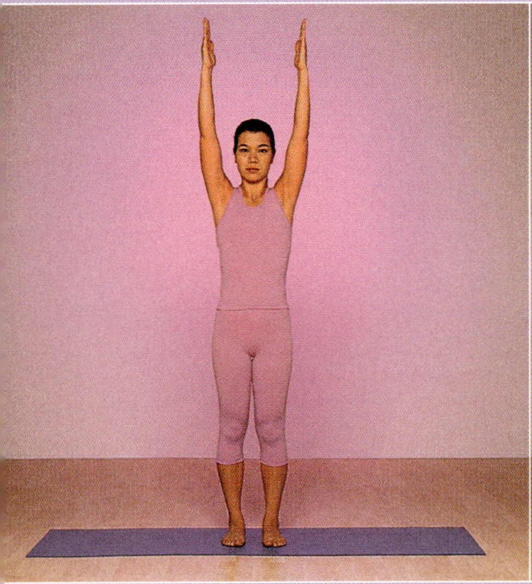

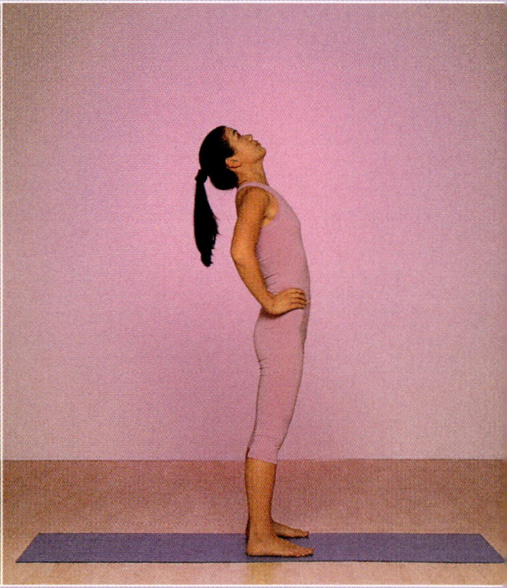

1 Étirement vers le haut en position debout (p. 34)

2 Flexion arrière en position debout (p. 36)

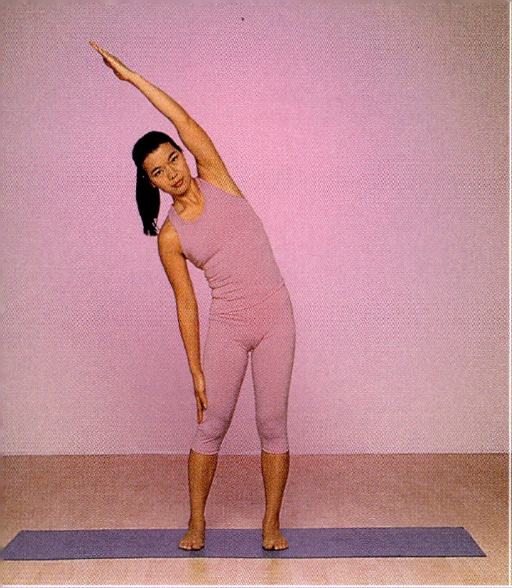

❸ Étirement latéral en position debout (p. 37)

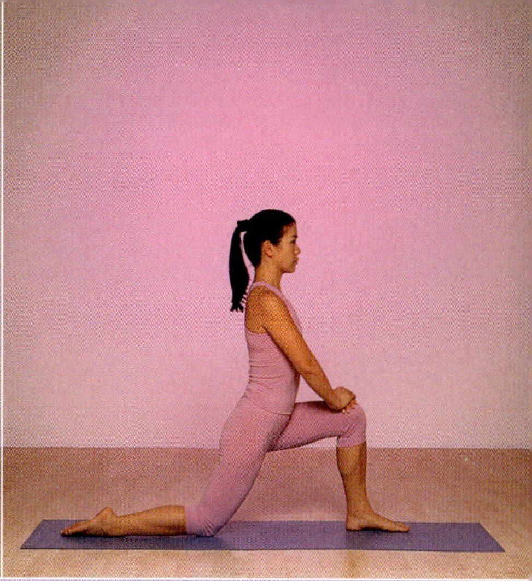

❹ Le guerrier – extension en fente pieds fixes (p. 50-51)

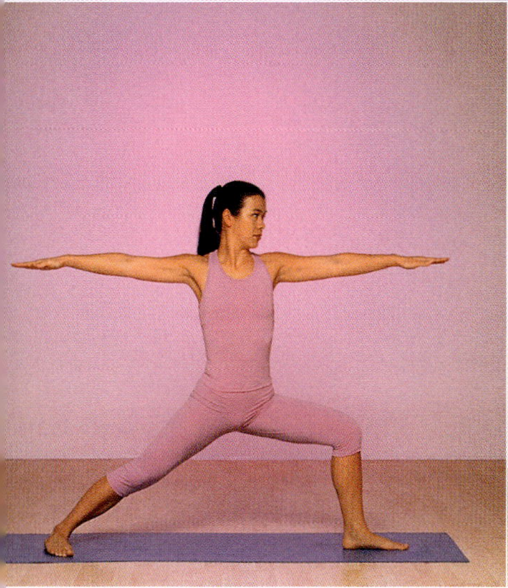

❺ Le guerrier – étirement latéral (p. 48-49)

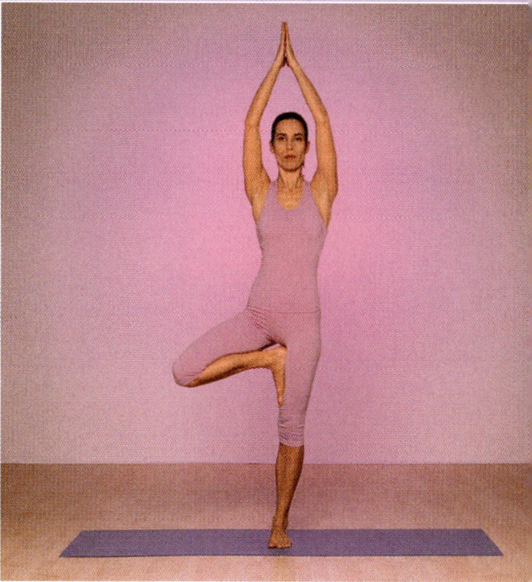

❻ L'arbre (p. 46-47) ▶

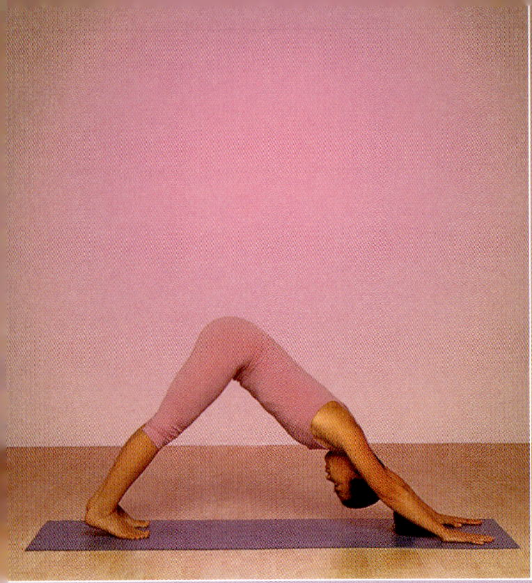

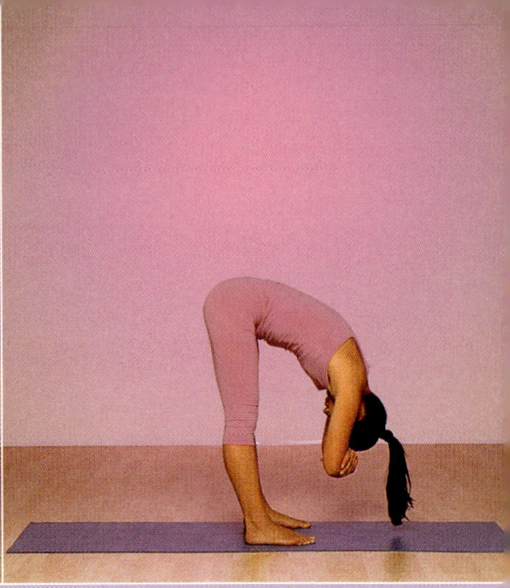

7 Le chien tête en bas (p. 52-53)

8 La flexion avant (p. 44-45)

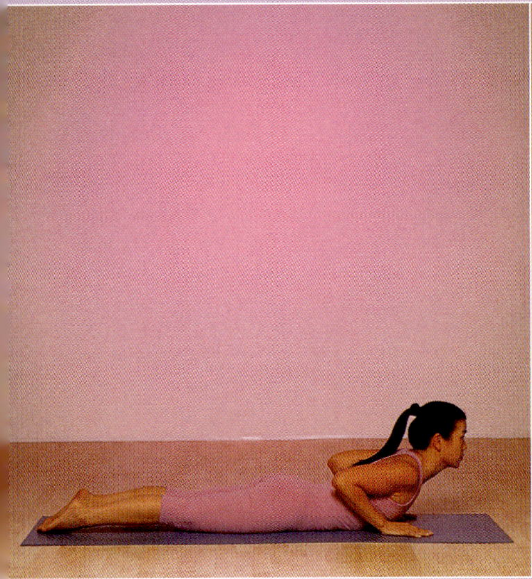

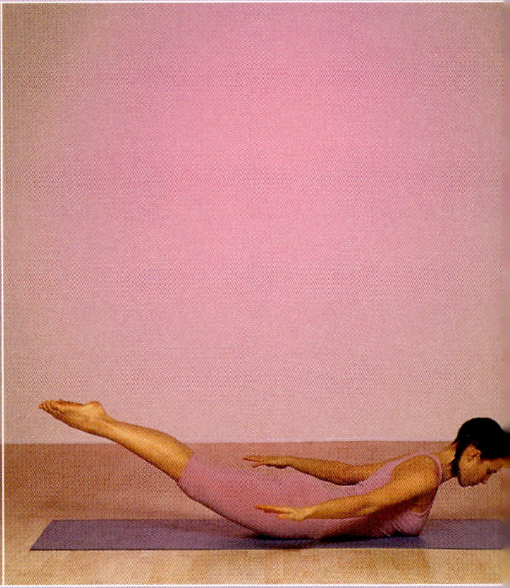

9 Le cobra (p. 54-55)

10 La sauterelle (p. 56-57)

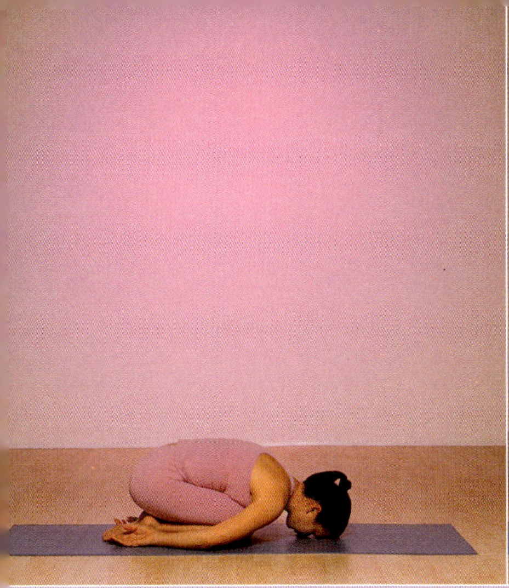

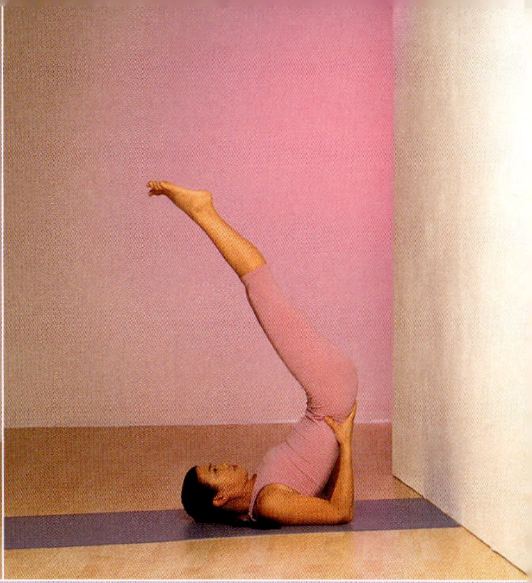

⓫ L'enfant (p. 82-83)

⓬ La demi-chandelle (p. 72-73)

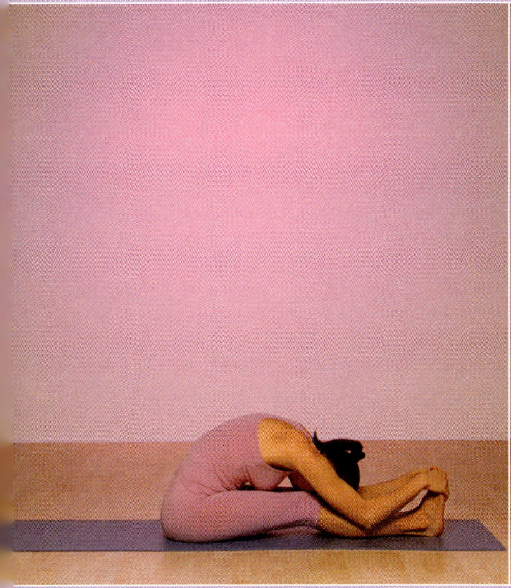

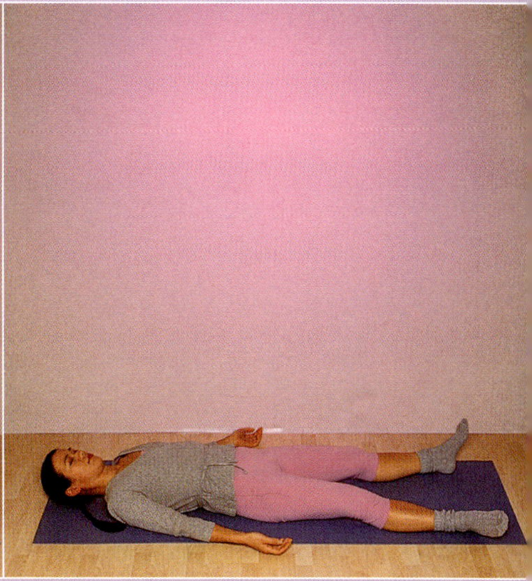

⓭ La flexion avant en position assise (p. 84-85)

⓮ La relaxation profonde (p. 104-105)

Index

a

abdomen 17
acuité 80, 84
adrénaline 8, 9
agents stressants
  négatifs 8-9
  physiques 6-7, 8, 10
  positifs 7
  psychologiques 7, 8-9
aigle (posture de l') 40-41
alcool : dépendance 9
anxiété 9
arbre (posture de l')
  46-47
arc (posture de l') 60-61
arthrite 11, 17, 54

b

bloc de mousse :
  utilisation 21
brûlures d'estomac 9

c

ceinture : utilisation 21
chaise : utilisation 21
chat (posture du) 78-79
chat en équilibre
  (posture du) 80
chien tête en bas
  (posture du) 52-53
clarté mentale 80, 84,
cobra (posture du) 54-55
concentration 22-23
  mudrâ 97
conditions physiques 6, 11,
  17
colonne vertébrale
  problèmes d'articulation
  54, 57
coussin : utilisation 20
couverture : utilisation 20
cyphose 55

d

demi-arc (posture du)
  58-59
demi-chandelle (posture
  de la) 72-73
demi-flexion avant 35, 45
dépression 9
dos
  problèmes douleurs
  articulaires 54, 57
douleurs
  articulaires 54, 57
  dans les genoux 77
  dans les poignets 77, 79
  faciales 9

e

encéphalomyélite
  myalgique 11
enchaînements 107-125
  bien préparer sa journée
  108
  éliminer les tensions
  musculaires au travail 110
  pour résister au stress
  quotidien 114
  recharger ses batteries
  en fin de journée 118
  retrouver courage
  et dynamisme 112
  se relaxer en fin
  de journée 120
  trouver un regain
  d'énergie après le travail
  116
  un regain d'énergie
  pour le week-end 122
étirement
  de la cafetière 31
  de la nuque 32-33
  des bras en position
  allongée 26
  latéral en position debout
  37
  vers le haut en position
  debout 34
étirements des bras en
  position debout 30
exercices physiques 10, 11

f

femmes : tâches multiples
  10
  travail : facteurs affectant
  le stress 9-10
fibromyalgie 11
flexion
  avant (posture) 44-45
  arrière en position debout
  36
  avant en position assise
  84-85

g

gestes voir *mudrâ*
glaucome 17, 45, 53, 72, 83
guerrier
  étirement latéral 48-49
  extension en fente pieds
  fixes (posture du) 50-51

h

hanches : raideur dans
  75, 86
hernie 17, 57, 58, 60, 85
hormones 8, 9
hyperstress : symptômes 9
hypertension (tension
  artérielle élevée) 17, 45,
  48, 52, 58, 60, 70, 72, 83
hypotension (tension
  artérielle basse) 17, 70

i
insomnie 8
j
jambes levées
  et appuyées au mur (posture) 70-71
  et bras écartés, position allongée 28
l
lièvre (posture du) 81
lion rugissant (posture du) 76-77
m
migraines 9
méditation 18, 100-101
  et visualisation 101
mode de vie 10, 11
mollets : raideur des 85
mouvements des genoux en position allongée 27
mudrâ
  symbole 97
  et la concentration 97
o
os sacro-iliaques 75
p
panique 9
papillon (posture du) 86-87
peur, lutte, fuite 7, 8
poisson (posture du) 74-75
pont (posture du) 68-69
position agenouillée 19
  étirements en 88-91
position
  allongée de base 18, 19
  assise de base 18, 19
  debout de base 18
problèmes
  cardiaques 17, 48, 58, 60, 72
  d'épaules 40, 55
  de nuque 17, 40, 54, 68, 72, 85
  digestifs 9
professeurs 17
r
règles 17
relaxation 102-105
  bienfaits 102
  immédiate 102, 103
  profonde 102, 104-105
respiration :
  audible 96-97
  complète en position assise 25
  coordonnée aux mouvements 26-37
  généralités 24-25
  nasale alternée 98
  sonore 99
  techniques respiratoires 12-13, 18, 96-99
rétine : décollement de 17, 45, 53, 72, 83
rythme cardiaque 6
s
salutation au soleil 62-67
sauterelle (posture de la) 56-57
sciatique 17
serviette de toilette : utilisation 20
stress :
  aigu 7-8
  causes du 6-7, 8-9
  chronique 8, 9
  niveaux : facteurs affectant 9-11
  symptômes de 9
suées 9
supports 18, 21
surpoids 72
syndrome de l'intestin irritable 9, 11
t
tabac : consommation 9
tension musculaire 9
torsion
  sur une chaise (posture de la) 94-95
  en position allongée 29
  en position assise (posture) 92-93
u
ulcère gastro-duodénal 57
v
vache (posture de la) 42-43
vêtements 16
visualisation 101
y
yoga
  bienfaits 12-13
  cours de 16, 17
  et condition physique 17
  et gêne 17
  et la grossesse 6
  et le corps et l'esprit 12
  et problèmes de santé 6
  meilleurs moments pour pratiquer 16
  thérapeute 17

Adresses utiles

Fédération nationale des enseignants de yoga
3, rue Aubriot, 75004 Paris
Tél. : 01 42 78 03 05
Site web : www.lemondeduyoga.org

Fédération française de hatha-yoga
50, rue Vaneau,
75007 Paris
Tél. : 01 45 44 02 59
Site web : www.ff-hatha-yoga.fr

Remerciements de l'auteur

Je remercie le Dr Robin Monro du Yoga Biomedical Trust qui m'a poussée à écrire ce livre, Peter Falloon-Goodhew, le coordinateur de ce projet, ma famille pour la patience dont elle a fait preuve et tous ceux qui, sciemment ou non, m'ont menée vers le yoga.

Remerciements de l'éditeur

Merci à Catherine MacKenzie qui a conçu la maquette de cet ouvrage, Helen Ridge, Jane Simmonds et Angela Wilkes qui se sont chargées du travail éditorial, Dorothy Frame, Kate Wall qui a réalisé la jaquette et Anna Bedewell qui a sélectionné les photographies.
Ont été photographiés : Lee Hamblin, Jane Kemlo et Jade Littler
Photographie : Nick Rayment
Coiffure et maquillage : Hitoko Honbu
Studio : Air Studios Ltd
Tapis de yoga : Hugger Mugger Yoga Products – 12 Roseneath Place, Edinburgh EH9 1JB
Tél. : 44 (0) 131 221 9977
Fax : 44 (0) 131 2291 9112
Site web : www.yoga.co.uk
e-mail : info@huggermugger.co.uk
Autres équipements : Yoga Matters – 42 Priory Road, London N8 7EX
Tél. : 44 (0) 20 8348 1203
Site web : www.yogamatters.co.uk
e-mail : enquiries@yogamatters.co.uk

CRÉDITS PHOTOGRAPHIQUES
L'éditeur tient à remercier pour l'avoir autorisé à reproduire leurs photographies : Getty Images/Ian McKinnel (p. 8), Getty Images/Gary Buss (p. 12), Getty Images/Anthony Marsland (p. 16) et © Dorling Kindersley (pour toutes les autres photographies) – Pour plus d'informations, consulter : www.dkimages.com